JN060322

小児看護学実習指導ガイドライン

考える学生を育てるコツ

泊 祐子 編著
小児看護教育方略研究会 著

文芸社

はじめに

❀

　看護基礎教育において看護学実習は看護の知識と実践を統合する重要な位置づけになっています。看護学実習という授業は、実践と知識を結びつけ、使える知識とすること、つまり学生が眼前の事象の意味を知識を使って理解し、どのように対応すればよいかを考えられるように、実践の場で学生の思考力強化を図ることです。

　看護学教育モデル・コア・カリキュラムでは、看護学実習の目的の主眼は、臨地という場で人々と関係性を築きながら、これまでに学んだ看護学の知識・技術・態度を統合し、実践へ適用する能力を身に付けること（文部科学省、2018）としています。これは、著者らが考えている看護学実習の意味、つまり、実践の場の現象と知識を統合して、その現象をよく考え、必要な看護を見出すことと同じように位置づけられていると思います。

　しかし、既習知識と実践を結びつけようとするとき、小児看護では、子どもの反応や行動の意味を考える際に、成長発達に関する知識と結びつけることに加え、健康障害による影響を加味しなければならない難しさがあります。

　そこで、小児看護学実習指導を行う教員が「実践と理論の統合」を必要とすると考えた指導場面を調査・分析（泊ら、2020）しました。この調査は、実習において教員が、実践と理論の統合ができにくく学生がつまずいていると思った場面を切り取り、分析したものです。その分析の結果、学生のもつ課題は、『病気の

子どもの理解と対応に関する課題』と『実践的理解に関する課題』に大きく２つに分けられました。学生にとって実践と理論の統合が難しい場面を理解しておくと、教員は指導の必要な場面を見つけやすく、教材化の目安となると考えます。実習目標を達成できるように、実習という一回性の現象において学生の思考力を引き出し、既習知識と結びつける必要があると考えます。

　特に、看護学実習における実習目標を達成するために、教員に必要とされる指導技術について、以下の２点が考えられます。１点目には、学生が実践において知識と技術を結びつけて考えやすいように講義・演習と実習をつなぐ授業設計を行うこと。２点目に、実習の場において、教員が、ここが「指導を要する場面」であると教材化できる指導技術をもつことではないでしょうか。教材化された場面を学生と共にリフレクションすることによって、学生は、実践と理論を統合する思考が深まると考えます。

　本書の構成は、まず、学内授業と実習の関連をつかみ、実習の一連の流れをイメージしやすくするために、第１部では、小児看護学実習の組み立て、第２部では、実習に向けた授業づくりとして、段階的に学ぶための授業設計と、実習経験を知識と統合する授業方法について、第３部に実習施設との協働・連携、第４部に実習指導の実際として、実習でよくある課題場面とその指導及び実習経験を知識体系につなげるための指導を具体的に入れました。第５部では、教育評価として、学生の到達度評価と教員の指導の評価について言及しています。

本書では、学生がよく出合う課題を予測しやすくすることや、複雑な状況を素早く教材化し効果的な指導につなげることを目的としています。実習の場において、学生の思考を強化する教員の働きかけが重要と考え、学生の思考力を引き出す指導のガイドラインを目指しています。

　新任の教員のみならず熟練の先生方も、改めて本書をお読みいただき、これまでの学生の指導での様子と照らし合わせて、よりよい指導を考える一助となることを期待しています。さらに、臨地において実習指導を担当する看護師の方にも学生の理解や指導にご利用いただけると思います。

　なお、本研究は JSPS 科研費、JP18K10262の助成を受けたものです。また、本研究の成果は著者自らの見解等に基づくものであり、所属研究機関、資金配分機関および国の見解等を反映するものではありません。

著者代表　泊　祐子

参考文献等
■文部科学省（2018）、〈看護学教育モデル・コア・カリキュラム　～『学士課程におけるコアとなる看護実践能力』の修得を目指した学修目標～〉
（2018年10月）
https://www.mext.go.jp/b_menu/shingi/chousa/koutou/078/gaiyou/__icsFiles/afieldfile/2017/10/31/1397885_1.pdf
■『日本看護科学会誌 40巻』（2020年）P. 474－483
〈小児看護学実習において「実践と理論の統合」を必要とする学習課題の構造〉泊祐子、大西文子、竹村淳子、西薗貞子、川島美保

もくじ

実習施設との協働・連携 ‥‥45

実習指導の実際 ‥‥55

Key words --

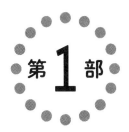

第1部

小児看護学実習の組み立て

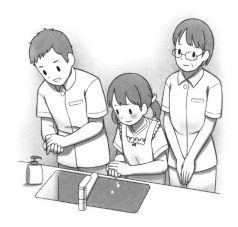

学生時代に学んでいた看護学ですが、教員として、
改めて看護学の科目構成や、カリキュラム全体における
実習の位置づけなどを理解すると、
実習前の学生のレディネスを踏まえて
担当する実習科目の学習レベルや進度を考えやすくなると思います。

I 看護学の科目構成と実習目的

1. カリキュラム構成と実習の位置づけ

保健師・助産師・看護師の養成を行う学校（以下、「養成学校」という）の指定については、保健師助産師看護師法に基づく保健師助産師看護師学校養成所指定規則（以下、「指定規則」とする）に照らして行われている。この指定規則により定められた看護基礎教育カリキュラムによる養成学校を卒業すると、国家試験受験資格が付与される。

基本的には、基礎分野（科学的思考の基盤、人間と生活、社会の理解）、専門基礎分野（人体の構造と機能、疾病の成り立ちと回復の促進、健康支援と社会保障制度）、専門科目（基礎看護学、地域・在宅看護論、成人看護学、老年看護学、小児看護学、母性看護学、精神看護学、看護の統合と実践）の学内授業と臨地実習で構成され、科目内容の大筋が明示されている。

看護基礎教育においては、講義─演習─実習を組み合わせて、既習の知識を実践レベルの知識に発展させることが求められている。実践レベルの知識とするためには、実習を体験のレベルに終わらせず見聞きした体験を積み重ねた経験的学習が必要である。

指定規則では、看護学の各領域の専門科目の内容は、基本的には概論と援助論、その援助法（演習）を段階的に学び、実習へと進む。おおよそ〈図１−１〉のような構成になる。各専門科目の授業時間数は、各養成学校のカリキュラムにより学校ごとの方針で決められている。小児看護学実習は２単位と今回の

指定規則の改正（2022年）では変更はなかった。専門科目の実習の履修後に「看護の統合と実践」として、実習経験をさらに統合できる科目が置かれ、看護学を統合する内容の科目が示されている。

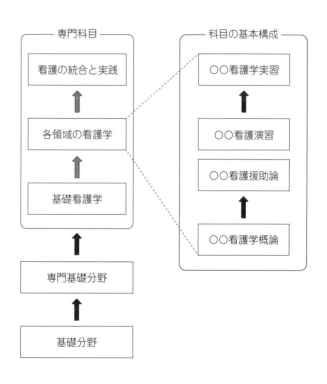

図Ⅰ-Ⅰ　看護基礎教育科目の構成

2. 小児看護学の実習目的・目標

　看護学実習までの専門科目は、先に示した通り、概論から実習へと系統的に科目が構成されている。看護学実習の目的も各養成学校のカリキュラムと連動しているので、AP（アドミッション・ポリシー）、CP（カリキュラム・ポリシー）、DP（ディプロマ・ポリシー）を確認しながら、各科目の学習目的・目標と合わせて、実習目的・目標を設定する。

　養成学校の小児看護学実習目的・目標として取り上げられている内容をウェブ上で公開されている国公私立大学10校のシラバスから確認し、実習の目的・目標の記述内容をデータとして、

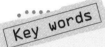

AP、CP、DP とは

　AP（アドミッション・ポリシー）とは、「入学者受け入れ方針」のことである。その大学の教育目標、各学科の目的、期待される学生像などを示している。

　CP（カリキュラム・ポリシー）は、「教育課程編成・実施の方針」に関する基本的な考え方をまとめたもののことである。

　DP（ディプロマ・ポリシー）とは「学位授与の方針」のことで、輩出すべき人材目標のことである。卒業認定に関する方針でもある。その大学がどのような人材を育成するかを示している。

　大学は、この３つのポリシーの策定・公表が義務づけられており、大学教育に関する内部質保証の取り組みとして、３つのポリシーに基づく全学的な教学マネジメントを行い、３つのポリシーを起点とするPDCAサイクルを回し自己点検評価が行われている。

　＊文部科学省「学校教育法施行規則及び大学院設置基準の一部を改正する省令の施行等について（通知）2019年９月26日」

テキスト型データ解析ソフト Word Miner を用いて質分析を行った。その結果を参考に、次のように小児看護学実習の主な目的・目標を例として作成した。

1）小児看護学実習の主要な目的・目標（例）

●実習目的

　小児期にある対象と家族を理解し、成長・発達段階や健康状態に応じた看護を実践できる基礎的能力を養う。

●実習目標

（1）子どもの成長・発達の状況を理解し、子どもや家族との援助関係を形成できる。

・子どもが表現しようとする反応を捉えることができる。

・発達段階や健康状態に合わせて子どもの行動を考えることができる。

（2）病態、治療経過、健康問題、身体の未熟性の理解の知識を基盤にして、個々の子どもの健康状態を分析できる。

・子どもの身体の未熟性をふまえ、子どもの疾患・障害に関連する病態生理・検査・治療を把握し、症状と反応を結びつけて理解できる。

（3）子どもの健康状態、成長発達、子どもと家族の生活への影響を統合的に考え、全体像を捉えることができる。

・子どもの健康状態と発達の状況、子どもと家族の生活を統合して理解できる。

・子どもの全体像から健康問題を抽出することができる。

（4）子どもの健康問題に対する看護計画を発達段階や個別性を考慮して立案し実施できる。

・看護上の問題に対して、看護の方針と具体的なケア計画を立て実施、評価できる。

(5) 子どもを中心とした保健医療チームの役割や居住する地域の教育や福祉などの社会資源を理解し、連携の視点から看護の役割を考察できる。

・退院後の生活をイメージし、必要な連絡や社会資源を理解できる。

(6) 子どもと家族の権利を擁護して、援助に活かすことができる。

・看護者として誠実に向き合い、子どもと家族を尊重して行動ができる。

　実習目標は、各々の養成学校において、カリキュラムの独自性や実習施設の特徴などを鑑みて、重みづけがてるので、具体的な実習内容・方法を勘案していく。

Ⅱ 実習施設の組み合わせと実習目標の考え方

　小児看護学実習では、少子化のため、実習施設の確保が難しい状況であるが、子どもの看護実践ができる場所として、医療施設のみならず、子どもがいる地域のあらゆる場所を実習施設として選択ができる。

　実習目的の達成のために、確保できた実習施設の中で可能な実習内容とすり合わせて、実習目標を検討する必要がある。

1. 実習施設の組み合わせパターン

　どのような実習施設を使い、組み合わせて実習をしているのか、そのパターンを〈表１−２〉に示した（泊ら、2019）。使用する実習施設は、病棟、外来、NICU（新生児集中治療室）、重症心身障害児施設、その他には保育所が一番多く、幼稚園、特別支援学校、および保健室を中心とした学校であった。以下、医療施設以外の実習施設を保育所等と記述する。パターンの詳細は次の節で説明する。

＊今後、「外来」「病棟」の記載の場合は、子どもが受診する外来・クリニック、および入院する病棟を指す。

　配置には大きく５つのパターンがあった。パターン１は病院の病棟のみ、もしくは外来と病棟と組み合わせている場合、パターン２は病棟以外のNICUと外来を組み合わせている場合、パターン３は、重症心身障害児などの障害児施設である。パターン４は、「パターン１〜３」の実習施設と保育所等を組み合わせている場合である。パターン５は、「パターン１〜３」の

３年次の実習前に、他科目を用いて保育所等で子どもと触れる機会を設けている場合である。

　実習施設の組み合わせと、どの施設から実習を開始するかなど、実習施設の種類や順番によって学ぶ内容に影響する。また、どの程度の実習日数の割合になるかによって、実習目標の調整が必要となる。

表１−２　実習施設の組み合わせのパターン

配置学年	１〜２年次	３年次／３〜４年次
パターン１		外来と病棟、あるいは病棟のみ
パターン２		NICU と外来
パターン３		重症心身障害児施設
パターン４		保育所等＋パターン１・２・３の施設
パターン５	他科目により保育所に１〜２日	パターン１・２・３の施設

2. 実習施設の組み合わせのパターン別、実習目標の重みづけ

　実習施設の組み合わせによって、それぞれの施設で学べる内容を検討し、優先する学習内容を焦点化し、実習目標の重みづけをする。

パターン１の場合（外来と病棟、あるいは病棟のみ）

　外来と病棟の組み合わせ、あるいは病棟のみの実習では、集中して２週間同じ場所で子どもと関われるために、病気の子どもの理解を深められるメリットがあり、健康障害の子どもの理

解を中心とした実習目標に重点を置くことができる。しかし、逆に子どもの入退院が激しく、受けもち患児が2・3人と交代する可能性も高く、学生が病気の理解と個々の子どもに慣れにくい難しさが生じることもある。受けもちの変更が多い場合には、子どもとの関係づくりに重点を置く目標は難しいと考えられる。

パターン2の場合（NICUと外来）

　NICUでの実習では、低出生体重児や先天性疾患のある子どもが対象となり、病気の理解が難しいことがあるため、疾患の理解を重視した目標ではなく、虚弱な子どもの観察やケアの仕方、NICUでの感染予防などに重点を置くことができる。また、NICUという限られた範囲の子どもしか目にできないが、親子関係の形成や、多職種連携に目を向けられるメリットもあるため、NICUならではの実習目標を設定することが可能である。

　一方、様々な年齢の成長発達の理解や、子どもとのコミュニケーション方法の理解を深めることには限界がある。それらの不足内容は外来実習等や学内でのまとめのグループワークで補う必要がある。

パターン3の場合（重症心身障害児施設）

　重症心身障害児施設では、対象児の入退院がほとんどなく、じっくり子どもと関わることができ、障がい児の理解につながる。障がい児の細かな反応の観察から障がい児の状況を読み取る学習ができるので、障がい児の反応の意味を理解することを目標とすることができる。また、人工呼吸器等の医療ディバイスと身体の構造や病態、症状の理解、および肢体不自由や脳性

麻痺等の疾患の学習を必要とするため、疾患と治療を理解する目標を挙げることができる。しかし、重症心身障がい児の特有な反応の読み方や長い病歴の理解が難しいので、事前学習では障がい児のイメージづくりや、障がい児の反応やコミュニケーションの取り方を考えられるように、映像の視聴が効果的である。

パターン4の場合（保育所等＋パターン1・2・3の施設）
　パターン4は、パターン1〜3の病院や福祉施設の保育所等を組み合わせている。実習期間は、医療福祉施設と1週間ずつにしている場合と、保育所等が1日から2、3日までの幅がある。保育所等の施設には、保育所、幼稚園・学校（普通学校や特別支援学校）がある。学生のグループを交代し、どちらの組み合わせを先にするかを検討するとよいが、固定できない場合がほとんどである。
　保育所等実習が先の場合には子どもに慣れること、子どもの反応をつかむことを実習目標にするとよい。また、保育所等が後になる場合には、健康の連続性の理解や退院後の子どもの日常生活への復帰と体調管理を考えることを実習目標に入れることが可能である。学校での実習が入る場合には、学校という集団の場所での健康管理・健康教育について、養護教諭や担任教諭、児童保健委員会の児童、学校医・学校薬剤師等の関わりや連携の理解を実習目標にすることができる。

パターン5の場合（保育所）
　1〜2年次に保育所等での早期体験実習が位置づけられている場合には、子どもと触れ合う体験からの学びの意味を引き出

すことを目標にするとよい。その後の成長発達に関する学内授業に結びつけると、子どもの発達段階での違いを理解しやすくなる。これらの学びが深まっていると小児看護学実習では、子どもとの関わりの導入になるメリットがある。

3. 学校・幼稚園・保育所等の特徴を活かした 実習計画の設定

　現代社会での子どもの育ちや家族の状況の理解、育児支援、また、健康障害のある子どもを理解するために協力を得られる多様な施設、たとえば、保育所・幼稚園・普通学校・特別支援学校・障害児施設等で学べる内容に着眼し、活かすことが重要である。

　日常的に子どもが生活する保育所等の実習では、健康な子どもの成長発達の理解について学べることはもちろんのこと、慢性疾患やアレルギー等の継続的に健康管理が必要な子どもや、近年では医療的ケアが必要な子どもの通学・通園が多くなっているので、その子どもたちへの理解や支援についても実習計画に入れることができる。

　また、日常的な下痢や感冒等の一時的な健康障害が生じることがあるという健康の連続性を念頭に、子どもの観察や対応の必要性を学ぶことができる。そのため日常生活における健康管理の視点から、子どもの健康観察や健康管理について、実習施設内における教職員の連携・協働も含めて、学ぶ内容を実習目標に入れることもできる。

　特別支援学校でも障害の理解に加えて、障がいのある児童生徒の日常的な健康観察と健康管理を学校ではどのようにしてい

るのか、また、障がいのある児童生徒が自己管理できるような
教職員の教育指導を学ぶ視点に着目できる。

　医療施設の実習後の場合には、病院で出会った子どもたちの
地域での生活をイメージすると、すぐに保育所や学校に登校で
きると思うかどうか等を発問し、学生が考える機会を作ること
もできる。

　これらの実習を実現するには、実習場を開拓する教員が学
校・幼稚園・保育所等の特徴をよく知ることと、実習先の校長
や教育委員会等関係者に看護学実習を理解してもらう努力と、
協力してもらえる関係づくりが重要である。

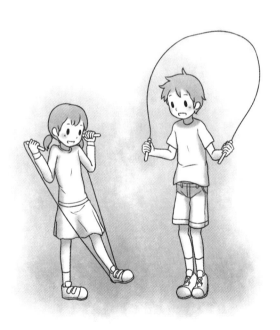

Ⅲ 実習要項の作成

　日本看護系大学協議会看護学教育向上委員会が作成した看護学実習ガイドライン（2019年）は、看護学実習の質を保証し、充実に向け必要と考えられる教育方法や実習科目の体制づくりにおける基本的な考え方を示しており、実習要項の作成にも言及されている。

1. 実習要項作成の目的

　実習要項の作成目的は、学生が学修成果を最大限に上げ、事前の準備や実習の概要を大掴みできるように実習目的から具体的に実習目標を明示し、どのような行動をするのかがわかるように実習スケジュールを示す。学生が、実習要項を熟読し、学習しておくと、実習中の行動の指針とすることができる。一方、教員同士は実習要項を共有し、相互に実習内容を理解することができ、さらに指導者と連携しやすくなる。

　実習要項は実習の目的・目標を到達するための方法論を示すものであり、実習施設と養成学校での実習の打ち合わせの際にも、学生への実習オリエンテーション時にも用いる。実習要項は実習参考書として要となるため、具体的な運用に関する詳細な内容（施設の住所、連絡窓口、交通アクセス、施設ごとの注意事項など）については、実習要項とは別に「実習手引書」等を準備する場合もある。

　作成に当たっては「指定規則」に示された看護教育カリキュラムに沿った内容が必要であり、毎年度の実習終了時には評価

を行い、微細な改善点も含め実習要項を見直す必要がある。

2. 実習要項に記載する項目と内容

実習要項に必要な項目を下記に示す。これらの項目について具体的に明示する必要がある。

1）科目名・単位・開講時期

養成学校のカリキュラムで決められた科目名、単位、開講時期を示す。

2）実習目的・実習目標（14－15ページ参照）

目的・目標の記載は、学生を主語として書く。学生がこの実習を履修することで獲得できる知識や看護技術を、学生がイメージできるよう、具体的かつ平易に記述する。「○○できる」などの形式で、動詞を使い表現する。動詞は、知識・態度・技能の三領域に分けて記述するとわかりやすくなる。

成績評価に結びつけられるよう、観察・測定・評価可能な目標とする。

3）実習方法

（1）実習施設名
本実習科目の実習施設名および地理的場所がわかる記載をする。

（2）実習期間
実際に予定している実習期間を示す。

（3）実習スケジュールおよび実習内容
スケジュールに沿って、実習目標に到達できるように実習内

容を示す。実習施設の種類が複数ある場合には、施設の種類ごとにそれぞれ実習内容・方法を詳細に示す。

　例えば、実習施設の種類が保育所と病院の場合には、それぞれ実習目標と実習内容及び実習スケジュールを記載する。

（4）事前学習内容の例

　実習にスムーズに入れるようによく出合う疾患や実習施設に関連した学習内容を示す。

事前学習の内容の例

・保育所・幼稚園：乳幼児の発達、子どもへの話しかけ方等
・特別支援学校および重症心身障害児施設：障害の種類、重症心身障がい児、医療的ケア児、脳性麻痺、肢体不自由、発達障害等
・普通学校：養護教諭の役割、学齢期の子どもの成長発達、よくある学校での慢性疾患（食物アレルギー等）とその対応、けがの応急処置等
・医療施設：実習で受けもつ可能性のある疾患（白血病、肺炎、ネフローゼ症候群、川崎病、気管支喘息等）、見学や実施の可能性のある看護技術（バイタルサイン測定、清潔ケア、身体計測、採血、点滴、吸入等）

（5）カンファレンスの進め方

　カンファレンスを効果的に行えるように、いつ、どのようなカンファレンスを行うのかをスケジュールも含めて明記しておく。実習では、呼び方は異なるがいくつかのカンファレンスが行われる。基本的に毎日の終了時に行う短時間のショートカンファレンス、実習期間の中間で行う中間カンファレンス、実習最終日に行う最終カンファレンスがある。それぞれには、異なる目的があるので、その例を示す。

各種のカンファレンスの目的の例

ショートカンファレンス：日々の実習が終わる前に行うカンファレンスである。学生の受けもち患児への関わりや援助方法を振り返り、学生同士で意見交換をしたり、教員・指導者から助言を受けたりして、翌日からの実習内容や行動計画に活かす目的で行われることが多い。ショートカンファレンスの意味を学生が理解できるように、実習要項にも内容や目的を明示するとよい。

中間カンファレンス：実習期間の中間でこれまでの実習内容を振り返り、後半の実習に活かせる学びや課題の整理を行う目的で行われることが多い。学生がテーマを設定して行う場合や事例検討など、後半の実習に活用できるようにカンファレンスの方法や目的を実習要項に明示する。

最終カンファレンス：実習での経験を振り返り、何ができたのか、何を学んだのかを言葉にしてグループで共有し、実習での学びを意識化する目的で行われることが多い。

　運営方法について、実習要項に明示しておくと、学生が主体的に参加しやすい。

Key words

カンファレンスを行う意味

　看護学実習における学生のカンファレンスの目的は、学生間の意見交換・討論により、思考を深め、情報の共有化を図り、学びの明確化や多面的な考え方ができるようになることである。

　カンファレンスは学生自身が学びを得られるようにグループダイナミクスを活用できる。

〈カンファレンス方法の記載内容の例〉

　テーマの設定方法は、実習の進行内容から教員が定める場合や、学生たち自身が必要と思うテーマを決める場合もある。実習目的に沿ったテーマ設定ができるように、テーマ設定の考え方についても、実習要項に明示しておく。

　カンファレンス記録を学生が取る場合には、記録を取る意味について、学生に説明する必要がある。記録を行う学生が記録に集中することで、意見交換に参加できない状況は、カンファレンスに参加する学生にとっても不利益となるため、学生たちに不利益にならないように記録の書き方を明示しておくとよい。例えば、どの程度の記録でよいのか、今後の活用の仕方を説明し、適切な量の記録とすることや、討論内容を記録し、各学生の発表は各学生のメモを基に記録を残すなどの指示をする。

4）記録物と提出方法

　記録様式の一式と使い方および、提出方法を明記する。

5）評価と単位認定

(1) 評価基準の作成
　実習目的・目標に沿って評価基準を作成し、提示しておく。

(2) 単位認定
　各学校の学則に沿った形で記載しておく。記載があると学則を見なくても学生が単位認定の基準や認定のために必要な手続きを理解できる。

参考文献等

■厚生労働省（2019）、〈看護基礎教育検討会報告書〉
https://www.mhlw.go.jp/stf/newpage_07297.html

■『看護学実習ガイドライン』日本看護系大学協議会看護学教育向上委員
会（2019年12月23日）

■『看護大学設置室　実習要項（領域別）』資料34、小児看護学　P. 22
http://www.dsecchi.mext.go.jp/1708nsecchi/pdf/wayo_1708nsecchi_
syushi6.pdf

■文部科学省（2019）、〈学校教育法施行規則及び大学院設置基準の一部を
改正する省令の施行等について（通知）〉（2019年9月26日）
https://www.mext.go.jp/b_menu/hakusho/nc/1420657.htm

■『平成29年度 厚生労働科学研究費補助金障害者政策総合研究事業報告』
田村正徳（2018年）〈医療的ケア児に関する実態調査と医療・福祉・保
健・教育等の連携促進に関する研究〉

■第39回日本看護科学学会学術集会（金沢）〈限られた場で小児看護学実
習を効果的に行う実習計画と到達目標の設定～課題と対策の検討～〉
泊祐子、大西文子、竹村淳子、西薗貞子、岡田摩理、川島美保（2019年）

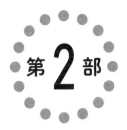

第2部

実習に向けた授業づくり

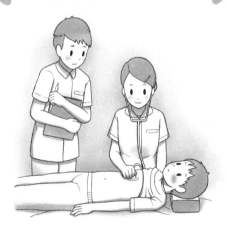

実習に向けた授業づくりとは、学生が臨地への
実際の状況をイメージできるように授業設計し、
「看護学の知識・技術・態度を統合し、実践に適用」
できるような授業を計画することです。
実習を想定して、講義・演習からの段階的な学習に
なるように授業設計を行いましょう。

I 知識・技術を実践に応用する段階的な授業設計

1. 段階的に知識・技術をケアに応用する学習プロセス

　看護学教育モデル・コア・カリキュラム（文部科学省 2018）においても、看護学を理解しやすいように看護を統合する科目をつくるなど、段階的な学びを基に科目が配置されている。段階的に学習を進めるために基礎看護学で学んだ知識・技術を基に小児看護学では、さらに小児という対象に合わせたケアに応用する。

1）基礎看護学からつながる学習プロセスの例

　段階的なケアの考え方の学びとして、〈表2−1〉に血圧測定の例を示す。

①基礎看護学では、解剖学的・生理学的知識をおさえ、基本技術の原理原則とその根拠を学ぶ。

②小児看護学では、基礎看護学で学んだ知識・技術を用いて、小児の成長発達の特徴と対象に合わせたケアの考え方を学ぶ。それによりケアの物品の選択や実際の技術の使い方を知識として学び、演習では具体的状況設定を行いケア方法を学ぶ。

③実習直前の演習では、実習で出合いやすい状況設定された事例に、既習の知識・技術を適用する練習を行う。

表2-1　段階的なケアの考え方の学び　血圧測定の場合

	技術の方法	根拠（原理）
基礎看護学における血圧測定の第一歩	測定の原理をもとに、原則的な方法を学ぶ。	
	A　腕の3分の2を覆う幅のマンシェットを選択する。	上腕動脈に均等の圧を加えることが重要であり、幅が広すぎると血圧は低くなる傾向にあり、幅が狭いと高い圧を掛けないと測定できなくなるため、血圧が高くなる傾向にある。
	B　上腕動脈の位置を確認する。	均等の圧を掛けるために、上腕動脈の位置を確認し、マンシェットの中央を血管に当てる。
	C　上腕動脈がマンシェットの中央に位置するように巻く。	巻き方が緩すぎると、ゴム嚢が外に膨らみすぎて、上腕を加圧する面積が減り、適切な加圧ができず、血圧が高くなる（幅の狭いマンシェットと同じ）。
	D　触診法で概ねの血圧を把握してから、聴診法で測定する。もしくは日常的な測定値を把握して、それよりも20mm Hg程度余分に加圧する。	聴診器に雑音が入らないようにするために、肘からの距離を空けて、聴診器を置く場所を確保する。
	E　マンシェットは肘から2〜3cmの位置で、指が2本入る程度の強さで巻く。	
	F　マンシェットの位置が心臓と同じ高さになるようにして、測定する。	心臓と同じ高さにしないと、血管内の静水圧の影響を受け、適切な血圧を測定することができない。

	技術の方法	根拠（原理）
小児看護学での授業内容（乳幼児の測定で工夫する点を学習）	乳幼児の成長の状況に応じて変更可能な部分を変更する必要性があることを学ぶ。	
	Aの原則に従ってマンシェットを選択する。	ACEFについては、技術の原則であり、適切な測定値を得るために必要なことである。
	B 上腕動脈の位置の確認は、児の反応に合わせて、無理に行わない。	Bについては、子どもの場合、上腕動脈を、時間をかけて探すことで、測定が嫌になってしまう場合もある。腕も成人よりも細いため解剖学的な位置を想定して巻いても、支障がない。
	Cの原則は同様であるが、マンシェットの作りが成人とは異なるため、中央を実際に折り曲げて確認する必要がある。	
	Dについては、複数回測定することが難しい場合も多く、乳幼児の基準値を把握し、それよりも20mm Hg程度余分に加圧をして測定する。	Dについては、幼児の場合、集中力も短く、加圧の不快感に耐えられない場合もあり、できるだけ1度で測定できる工夫が必要である。
	Eの原則は基本は同じであるが、乳幼児用の聴診器を使用する。	Eについては、同じではあるが、2〜3cmの距離を確保することが難しい場合もあり、乳幼児用の聴診器を使用することで、聴診器を置く場所を確保することができる。
	Fの原則は同じであるが、成人よりも注意が必要。さらに子どもの状況に合わせた声のかけ方や測定時に気をそらす工夫が必要であることも学習する。	F 座位で測定する場合、乳幼児の心臓の高さに合わせるためには、適切な物品の工夫が必要になる。個々に体格が異なるため、既存の物品の使用では間に合わないこともある。

	技術の方法	根拠（原理）
個々の児の反応に合わせた方法を学習	乳幼児の状況や反応に合わせて変更可能な部分の工夫を具体的に考えることを学ぶ。 A〜Fの原則を子どもの疾患の状況や反応に合わせて、どのような物品を選択し、どのような工夫をして測定すれば良いかを具体的に考える。	A〜Fの原則について、どの部分を応用的に考え、どの部分は必ずおさえなければいけないかを熟知したうえで、個々の子どもの状況に合わせた方法を、具体的な事例に即して考える。

2）状況設定の段階的な使い方

　状況設定は、○○疾患の○○な状態にある○○の発達段階の子どもの入院○日目であり、1日のうちのいつの時間にどのような子どもの様子（機嫌、ベット上にいるなど）であるのかの情報を提示する。学生は入室して状況を知るところから始め、子どもや家族の反応に合わせて、観察を行った上で、具体的にどのようにすればよいかを計画し、実施する。その学習の方法として〈表2－2〉（36ページ）に例を示す。

2. 実習直前に必要な演習の目標に合わせた段階的な進め方

　学生が実習の場をイメージし、病気の子どもへのケアを実現するために、どのような情報から、順番に考えるとよいかについて思考の訓練の方法として、例として『3歳の気管支喘息の女児（Aちゃん）』の情報を段階的に提示する方法を説明する。

〈段階的な使用例〉

(情報 1) を提示し、第 1 段階として、朝の観察で体温測定と一般状態の観察をする。次に (情報 2) を提示し、観察結果を踏まえて、清拭をする。

〈全体としての使用例〉

(情報 1) と (情報 2) を合わせて全体として提示し、アセスメントと援助計画の立案を求める。

　どのように利用するかは、各養成学校の学習目標と使用できる時間に合わせて選択できる。

　オリエンテーションとして使える時間が 1 日とれる場合や、2 時間程度しかない場合でも行うと効果的である。状況設定の疾患は、実習施設でよく出合う健康障害にするとよい。

事例の情報：3歳の気管支喘息の女児（Aちゃん）

●項目：観察・清拭

(情報1)

　Aちゃんは気管支喘息で2日前に初めての喘息発作が出て入院した。入院した時は、少し動いただけで喘鳴が強くなっていた。付き添っている母親はAちゃんの苦しそうな呼吸音を聞いているだけで心配だったと話した。

　入院時から持続点滴治療を受けていたが、早朝6時に点滴の薬液が刺入部から漏れていることが発見され、抜針した。主治医からは「喘鳴が消失しているので、点滴の再開は呼吸状態をみて判断する」と指示が出た。

　あなたは今、Aちゃんを訪室し、午前中の観察をすることになった。

(情報2)

　さて、観察してみると、結果は脈拍80回／分、呼吸数22回／分、体温36.7度、$SpO_2$96％で、皮膚は少し湿った状態であった。聴診しても喘鳴はなく、顔色も機嫌も良い。朝食も全量食べられていた。母親によると、点滴が外されてからは、ベッドに立ち上がることもあるそうだ。左手を掻いていたので観察すると、点滴のシーネ固定をしていた部位にテープの跡が残って軽度発赤がみられた。

　母親に清拭の希望時間を尋ねると、「子どもの体調が良いのですぐにしてほしい」とのことであった。Aちゃんに身体を拭いてよいか尋ねると、「うん？」と親の顔を見た。

表2－2

『3歳の気管支喘息の女児』の情報を全体として使用した場合の指導案

	指導内容	学生の活動	留意点
導入	**１本時の進め方の説明** ・教員が事例を読み、状況の説明を付加する。 ・援助計画用紙の使い方と書き方を説明する。 ・実施後の振り返りでは他者評価をすることを伝える。	事例と援助計画用紙を受け取り、内容の確認をする。	・学生はグループごとに着席をする。グループが10人以上の場合には話しやすくするために２つに分けて、グループ内の全員が参加しやすい工夫を行う。 ・状況設定の事例の理解を促すために、黙読よりも教員が読み、全体で事例を理解できたことを確認する。
展開	**２援助計画の立案** ・事前に得た情報から複数の状況を想定して計画しておく必要性等をグループワーク時にファシリテートする。 ・患児の体格や今の臨床状況に合った必要物品の準備。 ・観察内容や方法をより細かく具体的にイメージする。 ・親や患児への説明方法とそのタイミング。 ・状況に応じた多様な対応方法を考えておくように促す。	事例の理解と援助計画の立案 ・患児の状態をどのように理解したのかを話し合い、次に必要な観察内容を出し合う。 ・援助計画を話し合い、立案する。（状況に合った説明、必要物品、手順を考える）	・病室への入り方や挨拶、ベッド柵を下ろしながらの声かけなど、安全への配慮や、声をかけるタイミングなどを考えるように、話し合いの様子を見ながら声をかける。 ・メモの準備をさせ、観察項目を落とさないように促す。 ・実施の終了をどの時点にするか、清拭後の片付けや挨拶をして、病室を出るまでとするか。あるいは、指導者への報告も含めるかは、時間設定や指導目標に合わせて決め、学生に知らせる。

	指導内容	学生の活動	留意点
援助の実施	**3観察・清拭の実施** ・学生が、親と患児の気持ちになりきり役割演技することは難しいので、教員がその役割をする。 ・患児が人形の場合も、教員が途中で、ぐずったり嫌がる等の患児の発言や行動を表現して臨場感を出す。 ・必要物品を持って行く前に、清拭をすることを子どもと家族に声かけする。	・援助計画ができたら、グループメンバーの中で看護師役（看護師役は2人でもよい）を決める。 ・その他の学生は、自身が実施しているつもりになり見学する。 ・作成した援助計画に沿って、実施する。 ・清拭後は片付けや挨拶をして、病室を出る。必要時指導者への報告も行う。	・学生の状況に応じて、途中で助言をする方がよいか、一連の実施が終わってから助言をするかを教員が判断する。 ・教員自身が、教育経験の不足から臨機応変な対応が難しいと感じる場合には、自分の力量を考えた方法を予め決めておく。
振り返り	**4実施の振り返り** ①実施学生の振り返り：できた部分とできなかった部分の両方を理由も含めて話すように促す。単なる反省ではなく、患児や親の反応をどのように受け取ったか、技術の基本原理も踏まえつつ、なぜ、応	①実施学生は自己の実施した感想と評価を発言する ②ペアの看護師役看護師も実施の感想と評価 ③観察者は実	・援助の実施を自分のこととして受け止め、明日からの実習に意欲が持てるように配慮する。 ・実施中に教員が気づいた点があり、説明する場合には、学生の援助の流れの妨げにならないタイミングを考える。どこから再開するかを

	指導内容	学生の活動	留意点
振り返り	用が必要だったのかを発問しながら、学生が実施時の思考のプロセスを表現できるように支援する。 ②ペアの看護師役の振り返り：自分がペアとしてどのように動けたか、ペアの相手として実施した看護師役の人を見てどうだったのか。これについても、できた部分とできなかった部分の両方を理由も含めて話すように促す。 ③観察者の振り返り：他の学生の実施について、できていたこと、改善するとよいと思った部分を、理由を含めて話すように促す。この時に、批判や注意ではなく、改善できるとよいという視点で助言しあう必要性を説明する。	施中の見学内容から意見を述べる。	明確にして、学生が緊張しすぎない配慮をする。やめて説明せず、最後まで実施してから振り返る場合には、学生が失敗した経験を事後に振り返る中で、準備の必要性や適切な対応方法等に気がつけるように、振り返りを誘導する。 ・学生は教員に一方的に指摘されるよりも、仲間に認められることに価値を置く場合が多い。そのため、まず学生同士で良い部分を認め合う時間を作ることは学生の意欲を高めることにつながる。

　このような状況設定を盛り込んだ演習を実習直前に実施できると実習ての患児の状況などをリアルにイメージでき、効果的てある。

II 実習でこそ学びやすい 看護実践と理論の統合

1. 実習直前の技術演習

実習場面を想定し、状況設定を行った技術演習をシミュレーションする。

1) 指導の意図・目的

既習の知識を実習状況にどのように適用するかを、学生が翌日（あるいは来週）からの実習を予測できるようする。

2) 実習直前の演習における状況設定事例の使い方

実習での学習を効果的にするために例を挙げて説明する。

ここでは、実習でよく行う観察と清拭の看護技術を行う状況設定の事例（35ページ）を示している。事例の用い方によって段階的な学びを設計することもできる。

3) 技術演習の組み立て

(1) 時間配分の考え方

・技術演習の時間が十分に取れる場合には、2グループを同時進行ではなく、1グループずつ順に実施すると、他のグループの学生を観察者にすることで、実施前あるいは実施後の予習・復習ができる。終了後に感想や質問を発言させて思考を高めることもできる。

・学生同士の他者評価を入れることで、観察した学生も、自分たちが実施する時の修正点等話し合う時間を10分程度とると、

援助計画をバージョンアップすることができる。

（2）技術演習の準備

・実習室にベッドと状況設定の患児の人形を準備する。

・事例の技術に使用する物品を学生がどこにあるのかを探しやすいように、処置室の設定場所に出しておく。

・状況設定の事例と、学生が援助計画を記述する記録用紙の準備をする。

4）実習直前の演習

学習目標：事例の子どもの状況と個別性に応じた援助を行うことができる。

①事例の患児の状態を観察する、援助計画を立て、観察ができる。

②患児の状態に合わせた、清拭の援助計画を立てて、清拭ができる。

③①と②の実施の振り返りができる。

本時の技術演習の実際

本時の学習目標とスケジュールを学生にわかりやすく明示しておく。

〈援助実施中の指導例〉

指導の際には、学生が意欲を失わないように、学生の特徴に合わせた指導方法を工夫する必要がある。

例1 緊張感が強く、失敗により
意欲が低下すると思われる学生の場合

技術を失敗せずに行えた場合には自信につながるので、途中で手間取ったり、子どもの状態に合っていない等の状況があっ

た場合には、一旦、やめて、そのように計画した理由を、グループ全員に質問し、見学している学生に答えてもらうようにする。援助計画はグループで作成しているので、自分たちで作成した援助計画を友人が行っているだけという意識をもたせる。実施している看護師役学生は緊張していることがあるので、責められたと思わせないように教員がファシリテートする。うまくできないことが起こりそうな場合には、教員が助言を入れるとよい。

例2 失敗からの気づきを次の実施に活かすことが可能と思われる学生の場合

学内演習なので、失敗があっても構わないという前提で、一連の流れで最後まで自分で考えて実施を行うように事前に説明する。実施後に、どういう部分が不足していたから失敗や不足になったか、ということに学生自ら気づけるように発問や振り返りをしながら助言する。教員は、学生自身が気づくことができる力を持っているということを認め、学内で早めに気づけたから良かったという利点を強調し、学生が実習場では、気をつけようという気持ちが持てるようにする。

また、失敗した部分があっても、良い部分もたくさんあったということを、学生間での気づきから発言してもらえるようにすることで、自信を喪失しないようにする。また、他の学生の気づきを教員が支持することで、自分の気づきが正しかったのだという観察した学生の自信にもつながる。一方、実施をした学生の方法以外にも別の方法もあることに、観察した学生が気づき発言した場合には、一つの援助においても複数の方法があることを知る機会にもなる。

2. 実習後のまとめ：
実習経験を「活用できる知識に統合」する

┌─1）実習終了後にまとめをする目的──────┐

　基本的な目的は、学生が経験した事柄を具体的事象から活用できる知識に置き換えられるようにすることである。学んだ具体的事象の意味を考え、知識と結びつけて記憶・思考に定着することである。そのためには、学生が学びを言葉で表現し、他者と討論して思考を深められることが重要と考え、学びの広がりを引き出す授業を設計する。

┌─2）実習経験に基づく演習方法──────────┐

学習目標：学生個々の実習経験を共有し、自分が行った看護の意味を再考し、具体的経験を一般化できる知識に統合させる。

　学生のどのような実習経験を引き出したいのか、その意図を説明しておく必要がある。教員が実習目標のどこを重視しているのか。学生に学んでほしいか。また、実習施設の特徴により学生が経験できる内容が異なるので、それらを考慮し討論の視点を作成する。討論の視点がないと受けもち患児の紹介で終わってしまうことがある。

（1）グループワークを用いた演習の方法

　構成は、実習経験をグループワーク後、発表と討論を行う。
①グループワークによる討論（90～180分）
・討論の視点に基づき、話し合う。
・グループ編成は、複数の実習施設がある場合には、混合する

郵便はがき

１６０-８７９１

１４１

東京都新宿区新宿1－10－1

(株)文芸社

愛読者カード係 行

料金受取人払郵便

新宿局承認

7553

差出有効期間
2024年1月
31日まで
（切手不要）

‖l‖ı·‖ı··‖‖ı‖·‖·‖ı‖ı·ı·ı·ı·ı·ı·ı·ı·ı·ı·ı‖·‖

ふりがな お名前		明治　大正 昭和　平成	年生　歳
ふりがな ご住所	□□□-□□□□	性別	男・女
お電話 番　号	（書籍ご注文の際に必要です）	ご職業	
E-mail			
ご購読雑誌（複数可）		ご購読新聞	新聞

最近読んでおもしろかった本や今後、とりあげてほしいテーマをお教えください。

ご自分の研究成果や経験、お考え等を出版してみたいというお気持ちはありますか。

ある　　　　ない　　　　内容・テーマ（　　　　　　　　　　　　　　　）

現在完成した作品をお持ちですか。

ある　　　　ない　　　　ジャンル・原稿量（　　　　　　　　　　　　）

書　名							
お買上 書　店	都道 府県	市区 郡	書店名				書店
			ご購入日	年	月	日	

本書をどこでお知りになりましたか？
　1.書店店頭　2.知人にすすめられて　3.インターネット（サイト名　　　　　　）
　4.DMハガキ　5.広告、記事を見て（新聞、雑誌名　　　　　　　　　　　　　　）

上の質問に関連して、ご購入の決め手となったのは？
　1.タイトル　2.著者　3.内容　4.カバーデザイン　5.帯
　その他ご自由にお書きください。
　(　　　　　　　　　　　　　　　　　　　　　　　　　　　　　　　)

本書についてのご意見、ご感想をお聞かせください。
①内容について

②カバー、タイトル、帯について

弊社Webサイトからもご意見、ご感想をお寄せいただけます。

ご協力ありがとうございました。
※お寄せいただいたご意見、ご感想は新聞広告等で匿名にて使わせていただくことがあります。
※お客様の個人情報は、小社からの連絡のみに使用します。社外に提供することは一切ありません。

■書籍のご注文は、お近くの書店または、ブックサービス（☎0120-29-9625）、
　セブンネットショッピング（http://7net.omni7.jp/）にお申し込み下さい。

と学生の視野を広げられる。

・複数の医療施設や保育・教育施設に分かれて実習している場合には、初めに施設紹介の説明を行うと、聞き手の学生の理解が進む。

・グループワークは教員がファシリテートすると方向がずれずに進むことができる。

②グループワーク内容の発表・質疑応答（50〜90分）

・各グループの討論内容を PPT や OHP、あるいはまとめの用紙を作成し発表するとわかりやすく、質問が出やすい。

・質問が出なかった時には、順に質問してもらうグループを伝えておく。質問を考えることで思考が深まる。

③まとめ（教員のコメント）（10分）

・教員のコメントは、本グループワークの内容に特化し、追加説明や、ポイントを押さえ、端的に短めにすると、学生の記憶に残りやすい。

　なお、まとめにどれぐらいの時間を使えるかによって、スケジュールの時間配分を検討する。配分時間により、討論の視点の幅と深め方を調整する。グループ人数や発表形式を調整して、時間に合わせることもできる。

(2) 討論の視点の例

　受けもち事例を説明した後に、以下のような視点で討論をする。

例1 実施した看護ケアの意味

　受けもち患児の健康問題に対応したケアをした場合、例えば、術後のケアや痛みのケア、気を紛らわす絵本の読み聞かせ等何かを実施した時には、そのケアの意味、子どもの心身の健康にとっての意味はどうだったのか等の振り返りを行う。

例2 子どもの少し先の生活の想像

　受けもち患児の健康問題を踏まえて退院後の生活はどうなるのか。退院直後と、その後学校への登校等の先を見越した看護について、意見を交換する。

例3 保健・医療・福祉・教育との連携

　NICU での実習や慢性疾患をもつ受けもち患児の場合には、退院後の様子を話し合うとよい。親への育児支援、保健師への連絡や小児慢性特定疾病医療費助成制度による受給、保育所・学校の養護教諭との連携について、意見交換をする。

　これらのグループワークによって、実習中では、患児の今の健康問題と看護ケアを考えるだけで精一杯であった場合でも、退院後の生活、学校や保育所での生活に視野を広げることができる（実際のグループワークの例を119－121ページに示した）。

（3）実習まとめをレポートで行う場合

　実習まとめをレポートにする場合は、実習経験の振り返りにより、活用できる知識になるように意識化を促し、レポートの視点を明確にする。

［レポートの視点の例示］

・実習経験から得た患児にとっての大事（有益）なこと
・実習経験から小児看護実践について考えたこと
・子どもの看護を経験したことによる気持ちの変化と、その理由を考えること

　このような実習後のまとめは、実習評価や総括の作成に活用することができる。

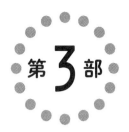

第3部

実習施設との
協働・連携

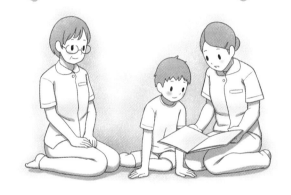

小児看護学実習の多くは、
基礎看護学実習の後に各看護学実習として配置されます。
学生は、成人・老年・精神等、場所も対象も異なる臨地実習に
行くことになります。そのため学生は、短期間のうちに
異なる学習環境に身を置くことになります。
そこで、学生が効果的に実習できるように、
教員と指導者が一緒に指導できる関係づくりが必要となります。

Ⅰ 実習開始前の準備

1. 実習の基本的考え方に関する
養成学校と実習施設との調整

1）実習日程の調整

　実習日程は、養成学校と臨地の実習施設の協議によって決定される。小児看護学実習の場合、実習可能な施設数が少ないという事情もあり、実習日程を決定するまでに困難を有することが多い。こうした事情から母性看護学および小児看護学実習においては、病院以外の診療所や保育所、学校、福祉施設も実習施設に含まれるとした通知文が厚生労働省医政局から発出された（厚生労働省医政局、2015）。実習施設の選定は、病院と保育所との組み合わせ等、各養成学校の状況によって異なると思われるが、日程に関しても、実習する施設や他の養成学校との重なりを考慮して、可能な日程を調整していく必要がある。

2）実習環境の調整に関する依頼

　実習日程の確定とともに、実習施設の管理者に対して実習目的・目標および進め方を説明する機会をもち、実習環境を整えてもらえるよう依頼する。具体的には、指導者の配置、実習展開の方法やケアの実施範囲等である。近年は、15歳未満の小児患者数が減少（厚生労働省、2015）しており、入院患児が極めて少ない状況もよくある。そうした場合は、外来での実習も組み入れることも了承を得る。これらの実習の概要は、実習要項

にまとめ、学生の実習に関与するスタッフへ周知を図ってもらうよう依頼する。

　実習展開で子どもの個人情報を扱う場合は、個人情報の扱い方および同意の取り方について実習施設と養成学校の方針に基づいて取り決めを行う。

　教員と指導者の役割は、実習施設と養成学校によってさまざまある。日本看護系大学協議会がまとめた「看護学実習ガイドライン」(2019) では、状況によって指導者が熟練した技術を示す役割モデルであるといわれている。実習施設と養成学校の実情に合わせて、互いの役割を明確にするとよい。

2. 子どもに欠かせない感染防止対策の準備

1) 実習前の感染症罹患の確認

　事前に感染防止対策を講じておくことも重要である。子どもを対象とした実習では、一般的な感染症予防対策に加え、麻疹、風疹等の小児感染症に関する情報の確認も必要である。施設によっては検便が必要となることもある。抗体価や予防接種歴の確認とともに、新たに必要となる検査の有無について確認し、準備する必要がある。

2) 実習開始後の感染防止対策

　実習が開始されてからも感染症対策は必要である。実習スケジュールにおいて休日をはさんですぐに別の病棟・実習施設に行く場合は、学生が感染源を持ち込む恐れもある。そのため、実習期間中の厳重な健康観察が必要である。特に感染症の流行

期には、養成学校、実習施設側の双方で感染状況の情報を共有し、感染防止対策の取り決め事項を設けておくことが望ましい。COVID-19の感染拡大以降、学外施設に出向く際の感染防止対策は厳重になっており、小児看護学実習に限らず、実習期間前後の感染防止対策に関する養成学校の方針と実習施設の方針を確認して対応することも重要である。

3. 実習直前の指導者との打ち合わせ

1）学習環境を整えるための情報交換

　実習が始まる直前に、養成学校から、学生のレディネスに関する情報提供を行い、指導者に実習の準備状況と学生に対する理解を深めてもらうために詳細な情報交換を行う。

　学生の情報は、実習までの既習学習の状況、学生の全般的な気質や思考の傾向等、実習中の指導に役立つ情報を提供する。一方、実習施設側からは、病院の場合は入院患児の人数、主な疾患や平均入院期間、その他学生の事前学習や教員の指導計画に必要な情報の提供を受ける。

　実習中には、カルテの閲覧や記録を行う場所が必要なため、あらかじめ閲覧方法や使用してよい部屋について病棟責任者・指導者から指示を受け、学習環境を整える。

2）受けもち患児の選定

　受けもち患児の選定に関しては、養成学校として学生に学ばせたい内容と病院の受けもちが許可となる条件とをすり合わせながら調整する。子どもの発達段階、健康障害の種類や重症度、

手術の有無、入院期間等、個々の状況によって決定していく。学生は、患児に対する看護援助の経験を通して、小児看護の実際についての理解を深める。そのため、受けもち患児の選定は、学生にとっての関わりやすさや展開のしやすさだけでなく、何を学ばせるかという意図を明確にして選定することが重要である。また、当然のことながら、実践の場では子どもの治療が最優先である。学生の受けもちによって、患児に好ましくない影響が考えられるかどうかについて、指導者と相談することが望ましい。

　受けもち患児と学生の組み合わせは、学生が決定する場合と教員が意図的に決定する場合がある。学生が受けもち患児を決定する場合は、自分の興味関心という動機づけがあるため、一連の看護の展開を主体的に実践できる可能性が高い。一方、教員が決定する場合は教育上の意図があり、学生に学んでほしい点を伝え、学習意欲を高める必要がある。いずれの場合も学生の主体性を損なわない配慮が必要である。

　学生と受けもち患児の組み合わせが決定したら、学生が受けもつことへの同意を得るが、小児看護学実習では患児の保護者からの同意が必要である。同意の取り方は、養成学校や施設によって異なるが、学生との顔合わせの前に指導者に依頼し、親や患児から内諾を得ておくとよい。

Ⅱ 実習開始後の指導者との調整

1. 学生個々の到達目標の具体化と進捗状況の把握

　実習開始後は、初日に個々の学生について具体的な実習目標を指導者と共有し、実習を円滑に進めるための調整が必要である。

　実習の場では教員と指導者が学生に指導するが、指導上の立場を明確にすることが重要である。教員は、学生が臨地で学ぶための学習環境を整える役割をもち、指導者は患児に適切な看護が提供されることを保障した上で学生に指導する。

　受けもち患児への看護を展開する場合、学生個々の力量と受けもち患児の条件等を考慮に入れて、実習期間中に達成可能な目標を明確にし、指導者と共有する。小児看護学実習では、病気の子どもを理解するという課題が学生にとって難しく、患児の発達段階によっても難易度が異なる。そのため、個々の学生がどこまで達成できればよいのかを検討しておく。また、患児への適切な看護が導き出せるよう、個々の学生の学びの進捗状況を指導者と共有し、実習目標の達成に必要な指導を調整していく。

　実習施設の状況によっては、入院患児が少ない等、必ずしも予定していた実習が進められない場合もある。あらかじめ、一人の患児を複数の学生で受けもつ場合や、外来実習への変更、シャドーイング等、実現可能な展開方法を指導者とともに検討しておく。いずれの場合も、実習目標を達成するための学習環境が公平に保たれるように配慮する。

複数の学生で一人の患児を受けもつ場合には、メリットとデメリットがあるため、それを念頭においた調整が必要になる。メリットとしては、お互いの知識やアイデアを生かした看護展開が可能となり、一人で受けもつ場合よりも、幅広く看護を考えることができる。デメリットとしては、お互いに依存しあう関係になってしまった場合に、どちらか一方の学生に負担がかかったり、お互いに相手任せにしてしまうなど、主体的な学習が阻害されることがある。複数の学生で一人の患児を受けもつ場合には、学生の個々の力量や学生間の関係性を見て、効果的な学習になるように教員が調整する必要がある。

2. 学生に課す追加学習の調整

実習では、患児の疾患の理解や治療の特殊性等、事前学習に追加する学習が必要となる。学内での学習と違い、患児の治療や回復のペースに合わせて学習する必要があるという点が実習での学びである。しかし、学生の学習が患児の状況に追い付かない場合も多い。教員は、患児の治療状況や見通しを考慮し、学生に学ばせたい学習内容を精選して指示する必要がある。学生の理解の状況によっては、指導者と協力してロールモデルを示したり、臨床講義を行う等、学生にとって効果的な学びになるように調整する。

3. 医療施設以外での実習施設への依頼

保育所や幼稚園、学校に看護学実習を依頼する場合には、実習依頼をしたい施設に直接、実習依頼を行う窓口の機関を確認

する。公立の場合には、市町村の保育所管轄の部署や教育委員会が窓口になることが多い。

1）保育所・幼稚園での調整

　保育所や幼稚園は、看護学生の実習を受け入れている施設が多い。多くの場合は、見学やクラス担任の指導の下で子どもと接している。子どもの発達や適切な育ちの環境といった点では保育系の学生との共通点も多いため、看護実習における成長・発達の学習については理解を得やすいと思われる。しかし、看護学生は子どもへの接し方に関しては、高いスキルをもっていないこと、また、一度に大勢の子どもと接する経験が少なく、子どもからの要求に対する応え方や子ども同士のトラブルへの対応等は困難である。そのため、小児看護学で学んだ範疇を説明し、保育士や幼稚園教諭に指導してほしい内容を具体的に示して理解を得る必要がある。

2）学校での調整

　小学校、中学校で実習を依頼する場合には、看護学実習の受け入れに慣れていないことが多いので、教育実習との違いについて、理解を得られるように、看護学実習の目的と学生に学ばせたい内容、実習施設に協力してほしい内容を明確に伝える必要がある。例えば、学校管理者（校長や実習担当主事など）からの講話（学校保健の目的や内容等）、養護教諭からの説明（保健室経営や健康管理等）、学ばせたい内容を実習要項に記述するとともに打ち合わせ時に説明する。

参考文献等

■厚生労働省（2015）、〈小児医療に関するデータ 平成27年9月2日〉
https://www.mjlw.go.jp/file/05-shingikai-12401000-hokenkyoku-
Soumuka/0000096261.pdf.

■厚生労働省医政局（2015）、〈母性看護学実習及び小児看護学実習におけ
る臨地実習について〉厚生労働省医政局通知文

■『看護六法』看護行政研究会編（2019年、新日本法規）P. 450－453
〈第二章　看護師等養成所の運営に関する指導ガイドライン〉

■『看護学実習ガイドライン（2019）』日本看護系大学協議会看護学教育
向上委員会（2019年12月23日）

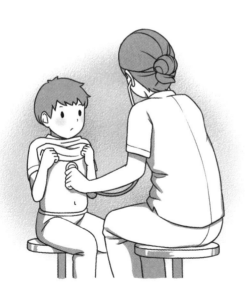

第4部

実習指導の実際

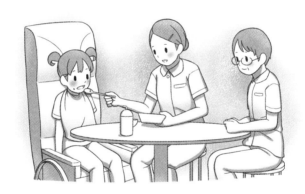

実習指導を行う前には、学生の状況を把握した上で
実習目標に沿った具体的な計画を立て、実習の進行を事前に
イメージしておくことが効果的です。また、実習においては、
小児看護学ならではの学生が直面しやすい課題があります。
これらの課題に対する指導の考え方を知っておくことで、
指導方略を考えやすくなると思います。

I 指導計画作成のための 個々の学生の状況把握

　効果的な指導計画を作成するためには、学生の状況を把握することが必要である。

　実習の指導計画には、実習グループごとに適用する指導計画と学生個々を対象とした指導計画（以下個別指導計画とする）があるが、ここではグループ全体を対象とした指導計画を想定して説明する。個別指導計画は、学生の状況によって立案する必要があった場合のみに作成する。

1. 学生の特徴とレディネスの把握

　小児看護学実習のレディネスとして把握するとよい内容には、小児看護学に関する科目の履修内容や履修状況がある。また、ローテーションで領域別実習を行う養成学校においては、既習の領域実習での学びを活用できるため、レディネスとして把握しておくとよい。さらに、グループの状況や学生の特徴は、グ

Key words

レディネス

　レディネスとは心理学用語である。学習が効果的に行われるためには、学習者の心身が一定の発達（知能、知識、技能、体力、興味など）を遂げていることが必要であり、学習が成立するための準備状態を指す用語である。レディネスは成熟要因と経験的要因によって形成されるが、指導の仕方（教授法や教材）も要因となる。（心理学辞典、1999）

ループ全体の指導計画や、個別指導計画にも活用できる情報となるため、他領域の教員と情報共有して把握しておくとよい。

1）学習内容を把握した指導

(1) 学生のレディネスの把握と経験した技術内容の把握

実習開始までには、全学生が小児看護学関連科目（概論・援助論・演習科目など）の履修を終えているが、養成学校によって、重点を置いて教授する内容や技術演習をする内容・方法が異なることがある。以下、把握しておくとよい内容を箇条書きにまとめた。

①自校で学生が何をどこまでどのように学習してきているかを把握する必要がある。

②学生によって到達状況（成績評価）も様々であるため、既習科目の到達状況を合わせて把握することで、グループ全体の成績のバランスを見て、指導方法を工夫することができる。

③これまでの講義・演習による既習科目の成績が良くても、実習においてもよくできるとは限らないなど、机上の学習科目と実習科目とのでき具合は必ずしも一致しない場合もあるため、学生の実習状況を見ながら、指導計画を随時修正する必要がある。

(2) 他領域での実習経験を活かす指導

小児看護学実習を行うに当たり、他領域で領域別実習を経験している場合と、領域別実習を初回に小児看護学実習を行う場合とは異なり、他領域での学びを活用した看護展開を行うことができる。学生が実習経験を活かして思考を積み重ねられるように、他領域実習の学びを次の実習に効果的につなげることを意図した指導計画が必要になる（岡田、2020）。以下に例で示す。

例1 既習実習の看護過程の知識を活用する

　学生がこれまでの実習で、他領域の看護学実習を終えている
ため、疾患の理解の仕方や関連図の書き方など看護過程の一連
の方法については経験してきている。そのため、オリエンテー
ションや発問の際には、前回の実習を想起して活用しながら学
べるように、前実習での経験を振り返りながら指導することを
指導計画に留意事項として加える。

例2 前実習の学生の課題を指導計画に入れる

　実習の最初に、前実習の学びを効果的に活かせるように、前
実習で学んだことや課題として残ったこと、今回の実習での目
標を学生が考える時間を設けることを指導計画に入れる。前実
習と今回の実習が連続していることを意識化し、積み重ねた学
びにできるように指導することも留意事項に加えておく。

2）学年全体・グループ全体の傾向の把握

（1）学年ごと、グループごとの学生の特徴

　学年カラーやグループカラーといわれる学生の特徴は、教員
間で漠然と情報共有されるおおまかな印象である。学力の格差
や実習への取り組み姿勢などの態度面の傾向についての情報が
交換されることがあり、否定的な先入観になると悪影響となる
こともあるため、注意が必要である。しかし、学年全体やグル
ープ全体の傾向として把握しておくことで、指導計画に活用で
きる場合もある。

例 **積極性が乏しく指示待ちの姿勢が強い学年の場合**

　これまでの授業や演習で積極性が乏しく、指示待ちの姿勢が強いと感じられる学年においては、実習への意欲が湧く方法を考える。具体的な例としては、積極的に取り組むことで楽しい実習になりそうだと感じられるような小児看護学実習のイメージDVDの視聴をオリエンテーション時に計画するなどがある。また、実習中のグループカンファレンスにおいて、順番に発言する方法ではなく、積極的に手を挙げて討論する方法を学生に提案するという方法もある。カンファレンスの準備段階から教員が介入し、学生にとって成功体験となる指導を行う。

(2) 実習への親和性や他領域での実習経験の把握

　他領域での実習を重ねることで、臨地での行動の取り方や緊張の度合いが変わり、実習への親和性が出てくる。同時に、実習への慣れから学生の態度面での不備が目立つ場合もある。このような場合、領域間で情報交換を行い、実習を重ねることでの成長の促進や学習の阻害要因の軽減を教員間で調整して継続的に指導するとよい。複数の領域で同じ実習施設を使用する場合などは、学生が知っている情報や経験を踏まえた指導計画を考えることもできるため、他領域での実習経験の情報を得ておくと参考になる。ただし、学生を否定的にみる情報の場合、教員が先入観として捉えるのではなく、学生の成長を前提にその情報を基に指導に効果的に活用する。継続的に指導をすることで、学生の学習姿勢の改善が期待できるので、これまでの実習を振り返り意欲的に実習に臨めるように、他領域の実習状況を把握しつつ指導することも効果的である。

─3）グループメンバーの関係性の把握─

　グループメンバーの関係性は、グループダイナミクスとして効果的に働く場合もあれば、関係性が良くないことで学びの質が下がり、学生個々の本来の力を発揮できず到達度が低くなる状況に陥ることもある。ローテーションの初期の実習では関係性ができておらず、緊張感の中で実習をしている場合もあるが、実習を積み重ねることで、協力的でお互いに切磋琢磨できる関係になる場合と、非協力的で気持ちがすれ違う関係になるグループもある。学習に支障をきたす状況が予測される場合には、教員は学生間の関係性を把握して、指導計画を随時調整する必要がある。これまでの実習において、明らかに関係性に問題があるという情報を得た場合には、学生同士のグループやペアの編成をする場合に考慮することもある。

例　グループ内にモチベーションの低い学生がいる場合

　6人グループ中の2人の学生のモチベーションが低く、積極的に実習をしている学生に対して、否定的な言動をする様子が初日の学内演習で見られた。この2人は、お互いに自信がなく一緒に否定的な言動をすることで、気持ちを安定させようとしていると教員は判断した。この2人が一緒に行動することで否定的な言動が増強するため、臨地実習の受けもち患者を選定する際には、2人のスケジュールができるだけ重ならないような組み合わせになるように調整した。実習中には、2人が自信のない中でも安心して実習ができるように、困った場合やうまくいかない場合でも、教員や指導者、グループメンバーが配慮したり、助けたりしてくれることに気づけるように指導を行い、

前向きに実習に臨むことで、実習の楽しさを感じられるように、グループ全体に声をかけ続ける指導計画とした。

4）特別な個別計画が必要となる学生の特徴の把握

個々の学生の特徴によっては、個別計画が必要になる場合があり、事前準備について説明する。

（1）特別な配慮が必要と想定される学生の把握

慢性的な疾患や障害を抱えた学生の場合には、実習中に学生が不利益とならないように合理的な配慮をするために、指導者と申し合わせをして個別計画を立てておく必要がある。

例1 **聴力に障害があり、特別な配慮を必要とする学生**

学生から難聴の申し出があり、特別な聴診器の使用や話しかける時の方向の依頼があった場合に臨床への連絡シートを作成し、臨床と共有する。共有する際には、本人の意思や希望を確認し、個人情報をどこまで共有するかを相談する。

例2 **精神的な課題があり、特別な支援を必要とする学生**

実習前に学生の担任教員から、精神的な課題のある学生の相談があった。これまでにも対人関係に不安が強い学生で精神科受診もしているため、配慮をしてほしいという依頼であった。これまでの実習においても、毎回2日程度の欠席があり、発言も乏しく人と目を合わせることに不安を覚える学生であるが、看護師になりたいという希望は強かった。事前に学生と面談を行い、実習に臨む気持ちと配慮を希望する内容を確認し学生が実習目標を到達するための個別指導計画を立案した（具体策は74ページ参照）。

（2）特に学習支援を必要とする学生の強みと弱みの把握

　学習上の態度や成績に課題のある学生で、特別な学習支援方法を検討する必要のある学生の状況を把握する。授業科目から把握する場合や、領域間での実習状況の情報交換から把握をする場合がある。学生の弱点に対する先入観をもつのではなく、指導を要する点を明確にし、強みを伸ばす指導方法を検討するために情報把握をする考え方も必要である。

例 **論理的な思考が苦手だが関係構築の得意さを活かす**

　演習科目でも知識の理解や論理的な思考が苦手で、看護過程の記録に指導を要した学生であるが、基礎看護学実習においても、かなり指導を要したという情報があった。人との関係性を築くことは得意であり、子どもへの対応に苦手意識をもっていなかったため、それを強みとして生かすこととした。親子との関係性の中から、必要な情報に気づけるように、学生が観察や関わりを実施した後には必ず何をどのように観察してきたかを一緒に振り返り、知識と結びつけて考えることができるように、毎日丁寧に指導を行う計画とした。

2. 実習指導計画の作成

1）グループ全体の実習進行に合わせた指導計画

　教員が実習の目標達成の過程をイメージできるようにするものであり、事前に指導の組み立てや順序を明確に計画しておくことで、指導の優先度を判断する時の指標としたり、軌道修正をする際の参考にしたりすることができる。

利点

・教員にとって、実習全体の指導のイメージを掴むことができる。

・指導の重要ポイントを事前に把握することができる。

・指導が必要な内容を漏れなくチェックしながら実習を進めることができる。

週案	週ごとに何をどこまで、どのように教えるかを示した計画
日案	日単位の指導計画

　日案レベルの内容も含んだ週案としての指導計画を〈表4－1〉に提示する。

(1) 小児看護学実習　指導計画

　―病院実習8日＋学内実習2日の10日間の例―

　この指導計画では、学内実習2日間を含む2週間の臨地実習を想定した例を示す。

　学習目標は学生が主語になっているが、実習全体の到達目標を踏まえて、その日にどこまで到達させておくとよいかという教員自身の指導の目安がわかる計画としている。学生をどこまで到達させたらよいかという目安は、学生の実習の進行状況に沿って学生の思考の経過を推測し、教員がいつどこでどのような思考を促進するとよいかを考えて記載しておくとよい。

　指導上の留意事項は、目標に沿って漏れなく指導ができるように、教員自身の確認の意味も含めて、具体的な教員の行動を記載している。これは、実習施設や学生の状況、教員の指導観によっても変わるので、実習が始まる前に、随時見直し修正することで、自分自身の指導力を向上させるツールとしても使える強い味方となる。

表4－1：実習指導計画の例

日	学習目標	指導上の留意事項
直前のオリエンテーション	実習に積極的に取り組む心構えを作り、実習での学習を明確にイメージできる。 Point！ 学生のモチベーション作りがシミュレーションできるように書いておく。同時に伝えるべき連絡事項もメモするとよい。	以下のことを病院実習前に説明し、実習への取り組み姿勢を作る。 １．実習要項・オリエンテーション用紙を熟読し、実習における行動の仕方を頭に入れてくるように指導する。 ２．必要な学習を想起させ、何をどこまですべきかを示す。 　発達：年齢ごとの発達の見直しをする。 　看護過程：授業で学習した方法の振り返り。 　技術：実施前に手順や留意事項をイメージし、口頭で言えるように、準備をしておく。 ３．学生のモチベーションを上げて、積極的な実習姿勢を作る。 ・積極的な取り組み姿勢の必要性の説明 　積極的に取り組まないと何もできないままに終わってしまう可能性があるため、患児や家族と積極的に関わり、積極的に指導者・教員に質問や相談をする姿勢を持つとよいこと、自主的に疑問点を調べる学習に取り組むことで、実習が充実することを学生が自覚できるようにする。 ・楽しい実習のイメージ化を図る 　実習への緊張感をもつ学生が多いため、過去の先輩の実習の様子や、実習の様子がわかるDVDの視聴を勧め、小児と関わる実習の楽しさや看護の醍醐味を感じられるように説明する。 ４．実習上での注意事項を確認する。 ①誓約書の記入　②学内実習日の部屋の確認 ③実習に必要な場所や物品の説明 ④集合時間と場所の確認 ⑤欠席時や遅刻時の連絡方法の確認等

日	学習目標	指導上の留意事項
1日目（臨地）	1．実習環境を理解し、実習方法がわかる。 Point！ 指導者と調整すべき内容・方法の詳細を記載しておく。オリエンテーションの内容、受けもち患児の選定条件も記載して指導者と共有するとよい。	1．病棟までの案内をする。 ・学生は、〇時〇分に〇〇に集合するため、集合場所で健康確認をする。 ・教員は看護部から預かった鍵を渡し、更衣後に控室の使用方法について説明する。 ・病棟の入退時には、必ず手洗いをするように指導する。 ・教員は院内の使用可能な施設を案内しながら、小児病棟へ移動する。 2．病棟オリエンテーションの調整をする。 ・病棟オリエンテーションで、以下の内容を説明してもらうように指導者に依頼する。 病棟施設の案内・物品、施設の使用方法・ゴミの廃棄・感染予防方法 病棟の方針や目標・看護体制・病棟の日課や週間スケジュール 上記を説明してもらう際には、病棟全体として大事にしている考えや小児病棟ならではの配慮事項も併せて説明してもらうように依頼する。小児病棟看護師として大事にしている看護観なども説明してもらうと学生のモチベーションが上がることも付け加えておく。 ・学生にはメモを取ってもよいこと、適宜質問をしてもよいことを説明し、質問ができそうな場面では質問を促すなど、学生が積極的に指導者と関係性を作れるように場を調整する。 3．受けもち患児の選定と担当決定をする。 ・継続的に入院する予定の患児を指導者より紹介してもらう。感染症に関しては流行性の4感染症（麻疹・風疹・水痘・流行性耳下腺炎）の受けもちは基本的には避ける。 白血病や術後の感染リスクが高い患児の場合は、医師の許可があった場合のみ、受けもちとする。

日	学習目標	指導上の留意事項
1日目（臨地）つづき	1. 実習環境を理解し、実習方法がわかる。（つづき）	・指導者もしくは病棟師長に親子の同意を得てもらう。学童期で親の付き添いがない場合には、本人の同意を得てもらった後に、電話や面会時に親の許可をとってもらうように依頼する。 ・指導者に患児や家族の情報を大まかに説明してもらったうえで、基本的には学生の希望を優先して、受けもち患児を決定する。学生の状況から教員が調整した方がよいと思われる場合には、教員が決定する。教員が決定する場合でも、学生のモチベーションが下がらないように、学生の意向を聞きつつ、最も効果的な学習にするための決定となるように考えていることを説明する。
	2. 患児の紹介を受け、児と家族の援助をするために必要な情報を収集できる。	1. 受けもち患児と家族に挨拶をする。 ・指導者に受けもち患児の紹介をしてもらい、学生と共に教員も挨拶する。 ・挨拶は名前だけでなくお礼もいうように指導する。緊張感が高く、不安を抱える学生の場合には、事前に練習させる。 2. 援助の見学ができるように調整する。 ・スタッフに同行して、患児の援助の見学をできるように、指導者に調整を依頼する。 ・疑問点は積極的に聞くように指導し、見学後には、状況を聞き、必要な場合は看護師の援助の意図を解説する。その場で指導者に聞きにくい場合や、教員にすぐに聞く時間がない場合には、メモをしておいて、日々の実習終わりのカンファレンスの際に聞く時間を設けることを学生に説明しておく。 3. カルテからの情報収集を支援する。 ・疾患の理解を踏まえて情報をとるように助言する。どの情報をとってよいか戸惑っている場合や、やみくもに情報を書き写している場合には、疾患の学習を先に行うよう

日	学習目標	指導上の留意事項
1日目（臨地）つづき	2．患児の紹介を受け、児と家族の援助をするために必要な情報を収集できる。（つづき）	に促し、必要な情報を学生が理解できるようにしてから情報をとるように指導する。 ・カルテの見方がわからない場合には、どこに情報があるかを説明する。 ・夕方には、情報収集の状況を確認し、明日までに必要な学習を学生がイメージできるように指導する。
	3．積極的に児や家族と関わることができる。 Point！ つまずく学生がいた場合の対処方針や、どこに指導を入れるとよいかをメモしておく。	1．患児、家族との関係づくりを支援する。 ・学生が患児や家族とコミュニケーションをとり情報収集ができるように見守る。 ・コミュニケーションに戸惑いを感じる学生には、一緒に訪室し、教員がモデルを示したり、患児や親子との会話の糸口を作ったりして、コミュニケーションを促進する。 ・訪室のタイミングがわからず、ためらっている学生の場合には、1日の親子の生活の状況をスタッフに聞いてみるように促し、どんな時に訪室するとよいかを一緒に考えるようにする。
	4．1日の実習から、気づき・学びを述べることができる。 Point！ 学生の状況を見て、臨機応変に調整できるように、どこに教員の支援が必要かを明確にしておく。	1．カンファレンスの準備を支援する。 ・学生が主体的にカンファレンスの準備ができるように見守る。 ・日々のカンファレンスは状況に応じて臨機応変に行う。学生の援助実施や情報収集の予定時間を見計らってカンファレンス時間を調整する。基本的には、学生リーダーが指導者と時間調整をするが、適宜教員が支援する。 2．カンファレンスの実施を支援する。 ・学生がテーマを決めて司会を行い、学びや気づいたこととその理由について、意見交換を行えるように、準備段階から支援する。 ・学生がカンファレンステーマに迷いがある場合には、相談に乗り、実習の進行状況に合わせた学びを得られるように助言する。

日	学習目標	指導上の留意事項
1日目（臨地）つづき	4．1日の実習から、気づき・学びを述べることができる。（つづき）	・学生の気づきを知識と結びつけたり、思考を深めることができるように適時に助言する。 ・カンファレンス終了後、明日の実習の調整として見学・実施希望を指導者と相談する時間をもてるように調整する。 ・明日からの実習に役立てられるよう学生が本日行う必要がある学習内容を個々に確認しておく。
2日目（臨地）	1．患児の状況をとらえるための情報収集ができる。	1．病棟へ行く前に、学習内容を確認する。 ・2日目以降は病棟に行く前に、控室で本日の目標等の指導を行う。本日の目標や援助内容、必要な観察項目等の確認をする。 ・不足が多い場合には、すぐに行える学習内容を指示し、再確認する。 2．学生が情報収集できるように支援する。 ・病棟についたら、手洗いをして病棟に挨拶をすることを見守る。 ・受けもち患児の申し送りが聞ける場合には聞くように促す。 ・受けもち患児への挨拶やコミュニケーションの様子を見守る。 今朝までの情報や不足の情報収集をカルテから行うように促す。
	2．患児や家族と積極的に関わり、援助の一部実施ができる。 Point！ 学生が指導者とうまく調整し行動できているかを見守る際の留意事項もメモしておく。	1．学生のスムーズな実習の遂行を支援する。 ・指導者の状況を確認し、実習目標と行動計画について、学生と指導者が調整できるようにする。指導者との調整状況を見守り、指導者から受けた指導について理解ができていない場合には、補足説明をしたり、一緒に調べる等の学習支援を行う。 ・援助や処置の見学や一部体験ができるように調整する。 見学の場合には、担当スタッフに早めに申し出て、時機を逃さず見学できるように行

日	学習目標	指導上の留意事項
		動することを助言する。実施の場合には、基本的に指導者に指導してもらうが、状況によっては教員が指導を行うこともある。指導者と適宜相談をしながら、学生が患児に適した時間に援助し、指導を受けられるように調整する。 2．援助の見学や実施後には、振り返りを行う。 ・経験したことの意味を理解し、援助につながる学びへと深め、今後の計画にどのように活かすとよいかを明確にし、意識づける。
2日目（臨地）つづき	3．2日間の児や家族との関わりを通じて、小児看護で留意すべきことを共通理解する。 Point！ 行動の見守りとともに記録物からの理解の確認も並行して行う必要があるが、何をいつまでに理解できればよいかをメモしておく。	1．現在までの学習の進行状況を確認する。 ・昨日までの記録を提出させ、病態の捉え方、疾患の段階、検査データや症状を統合した理解、治療の作用・副作用を理解できているかを確認し、必要な援助の方向性が見出せるように指導する。2日目までに、身体的な側面の理解が概ねできていることが理想であるが、できていない場合には、いつまでに何を理解するとよいかの目安を学生に示す。 2．本日の振り返りと翌日の準備をする。 ・カンファレンス指導は前日に同じ。 ・終了後、明日の学内実習に向けての準備状況を確認する。学習すべき内容を個々の学生に確認しておく。 ・アセスメントはできる限り記載してくるように指導する。
3日目（学内）	1．患児や家族の全体像を捉え、看護問題を明確にできる。	・本日の学習スケジュールの説明をする。 1．アセスメントから問題点までの記録が概ねできるように指導する。 ・前日の確認状況を踏まえて、病態の捉え方、疾患の段階、検査データや症状を統合した理解、治療の作用・副作用等の身体的側面の理解に加え、成長発達、入院や家庭での

日	学習目標	指導上の留意事項
3日目(学内) つづき	2．関連図（全体像）について教員と意見交換し、児の全体像を把握できる。 3．患児にあった具体的な看護計画が立案できる。	生活の状況、家族の理解が追記できているかを確認する。 2．関連図（全体像）の作成と看護問題を明確化できるように指導する。 ・指導を踏まえて関連図（全体像）を書き、夕方までに提出するように説明する。 ・明日の病棟での関連図（全体像）発表のカンファレンスに向けて、明日までに準備すべきことを学生がイメージできるように指導する。 3．看護問題ごとに、個別性のある計画を立案できるように指導する。 ・全ての看護問題に対する計画は難しいため、学生が取り組みたいと考えている看護問題を相談して決め、その問題の計画を立案するように説明する。 ・看護問題に対する具体的な計画のイメージができているか確認する。
4日目(臨地)	1．自分の立案した計画を指導者に説明できる。 2．計画に沿って実施できる。 3．実施の振り返りができる。 **Point !** 学生の進度に差が出た場合には、指導の重点をどこに置くか迷うことがある。各学生の学習状況に合わせた指導の方向性を明確にしておくとよい。	・実習計画の発表までは、2日目と同様に指導する。 ・適切な援助計画であるかを確認し、指導者に説明できるように支援する。 1．計画の確認を行い、援助実施を支援する。 ・学生の実習計画通りに実施できるように、口頭での確認を行い、実施時に注意すべきことを学生がイメージできるようにする。援助の意味も意識化させる。 ・具体的な援助計画の不足部分の有無を確認する。 援助の実施の前には、具体策まで必要な項目が網羅されているか、特に、観察項目は漏れがないかを重点的に確認する。不足する場合には病態や治療の知識に戻り、必要性を想起しながら学生が考えられるように指導する。 ・記録が進んでいない学生は、看護計画の立

日	学習目標	指導上の留意事項
4日目（臨地）つづき		案まで至っておらず、実習の日々の実施計画の記録のみで実施をせざるを得ない状況がよくある。看護過程の計画立案の記録ができていなくても、口頭で安全で安楽な方法であるかを確認の上、学生の体験を重視して実施ができるように指導者と調整する。体験の中での気づきを計画に活かせるように意識化する指導を行う。 2．実施記録の書き方を確認し、計画修正を支援する。 ・実施後には、振り返りを行い、援助時の親子の反応や援助の成果、今後修正すべき点など、学生が自ら気づくことができるように指導する。 ・実施後の振り返りから計画の修正につながる実施記録となるように、患児・親の反応や実施方法を詳細に記録しながら、再度自分で振り返ることを促す。
	4．関連図（全体像）発表において、自分の考えた看護の方向性を他者が理解できるように説明することができる。 5．意見交換の学びを計画立案に活かすことができる。	1．関連図（全体像）発表のカンファレンスを支援する。 ・自分の考えた関連図（全体像）からどのように看護の方向性を見出したかを、学生が説明できるように支援する。各自の発表後には、活発な意見交換を行えるように支援する。 ・意見交換を活かして関連図（全体像）を修正し、明確となった看護問題について、看護目標を設定し、具体的な看護計画を立案できるように支援する。指導者の助言や学生同士の意見交換から、計画立案に活かせる学びが得られるように適宜介入する。

日	学習目標	指導上の留意事項
5〜9日目（臨地）	（1〜3の目標は4日目と同様） 1. 自分の立案した計画を指導者に説明できる。 2. 計画に沿って実施できる。 3. 実施の振り返りができる。 4. 実習で不足している体験を補うことができる。	1. 学生のスムーズな実習の遂行を支援する。 ・実習計画の発表までは、2日目と同様に指導する。 ・最初の受けもち患児が実習期間終了前に退院した場合には、新しい受けもち患児、もしくは学生が経験できる学習内容を指導者と相談し調整する。可能な受けもち患児において、経験できる学習内容と学生が実習期間内に目標に到達できるかどうかを吟味し、学生の意向も聞きながら以降の実習内容や方法を指導者と調整する。一連の看護過程を再度行うか、不足部分を補う内容とするか、援助を中心とした実習にするか等を、指導者・学生と相談し方向性を決める。 2. 本実習で可能な技術体験ができるように調整する。 ・5日目には形成評価を行い、次週に向けて必要な実習内容を明確にしておく。未実施の援助技術についての学生の希望や到達度を確認する。
	〈外来学習〉 5. 見学を通して、小児科外来の特徴がわかる。 6. 小児科外来における看護師の役割がわかる。	1. 外来実習を調整する。 ・外来実習は、病棟実習期間中のいずれか1日に1〜2名ずつ見学を行う。どの学生がいつ外来実習に行くかを小児科外来と調整する。 ・学生が外来に行く日程が決まった段階で、外来の見学日の診療内容に合わせた学習を事前に行ってくるように説明する。 ・外来実習をした翌日には外来実習の学びのレポートを提出するように説明する。見学日には、朝の段階で外来での実習目標を再確認し、意識的な見学ができるように意識化する。 ・外来実習と病棟実習は並行しているため、教員は学生の外来実習に同行できないことを学生にも外来スタッフにも説明しておく。

日	学習目標	指導上の留意事項
5〜9日目		・外来指導者に、学生に見学させてほしい内容や経験可能な場合には一部経験をさせてほしいことを説明しておき、看護の意図をできるだけ説明してもらうように、事前に依頼する。
9日目（臨地）	〈最終日〉 7．小児看護学実習の学びを発表し、深めることができる。	・最終日にまとめのカンファレンスを実施する。カンファレンスへの病院スタッフの参加を依頼し、学生の準備を支援する。 ・学生が各自の学びを発表し、意見を共有したり深めたりしながら、小児看護学実習の学びを意識化できるようにする。カンファレンスのテーマについては学生と事前に相談し、意見交換が散漫にならず焦点化して行えるように学生の準備を支援する。 ・具体的学びを次に活かせるように汎用性のある知識にするために、学びの意味を考えて、翌日のレポートに反映できるように助言する。
10日目（学内）	1．実習記録を全て整理し、まとめることができる。 2．実習を振り返り、自分なりに自己評価できる。	1．これまでの実習記録を整理し、実習での学びを総合的にまとめられるように支援する。 ・全ての記録を一綴りにして、終了時間までに提出するように説明する。 2．実習を振り返り、目標に沿った自己評価ができるように助言する。 ・自己評価及び記録をもとに、学生の面接をする。 ・実習での学びを言語化し、自己の課題を見出せるように面接する。 ・小児看護学実習での学びを看護全体に活用できるように助言する。 ・学生の自己評価と教員評価の格差がある場合には、学生が自分自身を振り返ることができるよう具体的な場面を想起させて助言する。

―2）特に指導が必要と思われる学生に対する個別指導計画

　特に指導が必要と思われる学生て、事前に個別指導計画を立案てきる場合には、具体的に立案し、指導者とも調整をしておく。以下に例を示す。

例　精神的な課題を抱えコミュニケーションが難しい学生

　コミュニケーションが難しく、患児や家族、グループメンバーとも関係を築くことが簡単ではないと予測される学生について、本人と話し合い、緊張場面での対応方法や実習中の行動をどういう形で支援することが可能てあるかを相談した。事前面談で、学生はゆっくりではあるが自分の気持ちを少しずつ話し、子どもが好きて小児看護学実習は楽しみにしていたので、頑張りたいという気持ちを話した。但し、幼児は臨機応変な対応が難しいので、可能てあれば乳児か学童の受けもちをしたいと希望した。大勢の場ての発言や指導者には緊張感や不安があるので、支援が可能な状況てあれば支援をしてほしいという様子てあった。本人の希望も踏まえて、どの部分に支援が必要か、本実習ではどこまての到達を目指すかを本人と共有し、対人関係に関する部分について個別の指導計画を立てることとした。

①指導者との調整：本学生に関しては、指導者に報告をするだけても緊張感が強いため、報告が自分からてきるようになることを本実習では目標とすることを説明した。そのため指導者には、学生からの報告時の指導は最小限にしてもらい、てきるだけ教員を通して不足する学習内容を伝えるようにした。

②グループカンファレンスの対応：カンファレンスでは、自分から発言することや、司会を務めることは難しいと予測され

た。そのため、できるだけ初期の時間帯に自然に発言できる機会を教員が作るようにもっていくが、自分から発言できそうな場合には、随時手を挙げて発言してみることを本人に提案した。本人もそれを望んだため、具体策として指導計画に加えた。

③グループへの導入支援：グループメンバーはこれまで一緒に実習してきた経験から、本学生は精神的な課題により、コミュニケーションに不安があり、保護的に関わる必要があることを理解している様子であった。そのため、本実習では司会やリーダーなどの役割をする必要がある場合には、どういう形であれば引き受けられるかをグループ内で相談できるように、教員が支援する計画とした。

④受けもち患児の調整と家族とのコミュニケーションの支援：受けもち患児の希望は乳児もしくは学童であったが、学生の状況から学童期であっても健康障害がある場合には対応が難しいと思われ、乳児の候補があった場合には、優先的に乳児の受けもちとすることとした。また、病棟の状況から、二人ペアで患児を受けもつこととなる可能性が高いため、コミュニケーション能力のある学生とのペアになるようにする計画とした。ただし、学生ペアについては、事前に説明することで、双方のモチベーションに影響する可能性があるため、学習効果を考えて、教員が受けもち患児を決定することのみを学生に説明した。本学生がペア学生に依存することや、ペア学生のみが中心的に関わることにならないように、お互いが責任をもって役割を発揮できる機会を作るように適宜状況を見て、必要時には教員が介入する計画とした。

3. 実習進行に合わせた指導計画の修正

　実習要項に示された計画と実際の進行状況を確認し、ずれが生じた場合は適宜スケジュールを修正する必要がある。計画の修正に関する調整は、領域内の教員と情報共有しながら担当教員が主導し、指導者や学生とも相談しながら実施する。

　指導計画の修正は、主に目標や方法の修正が必要になる場合が多い。修正が必要になる状況としては、実習環境に起因する場合と学生側の要因による場合がある。

1) 実習環境に起因する状況に合わせた修正

(1) 実習期間の大幅な減少や実習施設の変更が生じる場合

　突発的な社会的な感染の流行や災害時、病棟での感染拡大があった場合などは、実習期間や実習施設の変更をせざるを得ない状況になる場合がある。その場合には、本来の実習目標をできるだけ維持する方向で、指導方法を修正するが、状況によっては、目標を変更せざるを得ない場合もある。以下に例を示す。

例 社会的な感染の流行による実習期間の減少

　社会的な感染の流行で、臨地実習施設から、これまでと同期間同人数での実習受け入れができないと連絡があり、可能な実習受け入れ期間は、これまでの半分の日数となった。そのため、臨地実習以外の期間は学内実習で目標に到達する方法を計画した。看護過程による受けもち実習の目標は一部表現を修正し、紙上事例で看護過程の理解ができる目標とした。臨地実習は、技術援助を中心とし、従来の目標を短期間で達成し、不足部分は学内実習で補うことができる方法に変更した。

(2) 適切な受けもち患児が不在で、受けもちによる実習を断念せざるを得ない場合

近年は小児病棟の縮小に伴い、入院している患児が少なく、受けもちに適した患児が全く不在となる状況が生じる場合もある。市中の急性期病院では、時期的に対象となる児が不在となることもある。

例 外来受診の患児をアセスメントする実習への変更

病棟での受けもち患児の不在が判明した時点で、外来での実習に切り替え、外来で個別の児の状況をアセスメントし、実習目標を達成できる方法に変更した。急性症状をもって外来受診した親子を外来スタッフに紹介してもらい、受診前からの情報と受診時の情報、帰宅時の指導も含めて情報を得られるようにした。カルテからの情報収集に加えて、親子とコミュニケーションも取り、身体的側面のみならず心理社会的な面も含めて観察しアセスメントする実習方法に計画を修正した。

2）学生側の要因を見極めた修正

学生側の要因としては、努力しているにもかかわらず目標達成が難しい場合や、努力不足で目標達成とならない場合などが考えられる。

このように実習期間中の目標達成ができないことが予測される場合には、実習目標の到達レベルを下げるのではなく、目標の重点を定めて、指導の量を多くすることや、達成しやすい内容にすることを工夫して、可能な限り学生が目標到達できる方法へと指導計画を修正する。実習途中の形成評価の段階で、目標の到達が難しく不合格の可能性が高い学生の場合には、事前

に学生に通告し、どのような形で目標到達を目指すかを共有しておく必要がある。以下に箇条書きで例を示す。

(1) 欠席もなく、本人としては努力しているが、学力的に困難と予測される場合

学生自身の努力を認めながら、つまずいている部分を見極め、最低限理解すべき学習内容に絞って、学生の理解を促す指導を丁寧に行う方法を取る。

(2) 記録の記載が遅れて、記録物の提出が滞っている場合

記録の提出が遅れる要因を学生から聞き取り、学生の状況に合わせて、いつまでにどこまで記録をすればよいかが明確にわかるように、学生と一緒に計画を立てる。記録が遅れる学生の場合、自己管理が難しい場合もあるため、学生の生活状況や学習方法を詳細に聞き取り、学生自身が主体的に自己管理できる方法を一緒に考えていく指導方法を取る。

(3) 出席日数が最低限となり、目標の到達が不十分になる可能性が高い場合

補習実習での目標到達を目指す場合もあるが、できるだけ実習期間内での到達ができるように工夫する必要がある。本人の努力を促すとともに、学習内容の明確化や学習内容の範囲を狭める丁寧な指導などを行うように指導方法を再検討する。

上記の措置を行っても実習期間内での到達が難しいと判断される場合には、補習実習での到達を目指すことを学生に示すとともに、本実習期間内ではどこまでの到達を目指し、補習実習で補う必要がある学習は何かを明確に示し、学生のモチベーションが最後まで維持できるように指導を行う。

II 実習でよくある課題場面と指導

1. 最近の学生の傾向と 小児看護学実習における学習課題

　小児看護学実習では、実際の子どものイメージがしにくく、実習での看護実践と理論の統合が難しくなりやすい。そのために教員が実習場面を教材化してどのように指導をしたのかを調査し、小児看護学実習における「実践と理論の統合」を必要とする学習課題の構造を明らかにした（泊ら、2020a）。さらに最近の学生の傾向として生じやすい状況、例えば、学生とリフレクションをしていると感情が高まって泣いてしまい、指導が聞けなくなる、正答だけを知りたいという要求が強い、指導に反発する気持ちが湧くと学べなくなる、等の様子が伺えたので、実践と理論の統合の課題に加え、指導教員が感じている学習課題を調査した（泊ら、2020b）。

Key words　看護学における教材化とは

　看護学における教材化は、実習や演習などで学生が体験した事柄の中で、教員が学びの重要な素材（チャンス）と感じたこと、例えば、家族や子どもとの関わり、ケアの実施や選択・判断につまずいた場面などを切り取ることである。切り取った場面を教材として学ぶべき内容に焦点化して、学生に考えさせることである。考えさせる方法には、教員との対話、学生同士のカンファレンスなどがある。

　教員・指導者には、実習目標の到達に必要と思われる内容、実習だからこそ学べる内容を選別して教材としていく力が求められる。

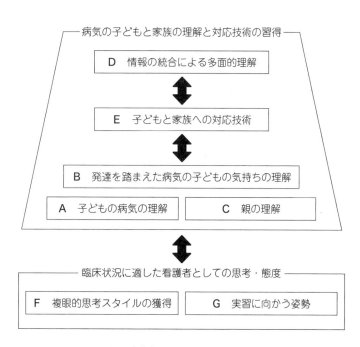

図4-1　小児看護実習においてよく遭遇する学習課題

　このような学生の問題状況を調べると、小児看護学実習にお
いて学んでほしい看護実践と理論の統合を必要とする学習課題
と、これらの学習課題を達成するための看護者としての姿勢づ
くりの必要性が見出された。

　この節では、これらの調査結果を基に、小児看護学実習にお
いてよく遭遇する学習課題とその具体的場面について説明する。

　学習課題の構造は、〈図4-1〉に示すように『臨床状況に
適した看護者としての思考・態度』を土台とし、その上に『病
気の子どもと家族の理解と対応技術の習得』があり、相互作用

しながら学習課題を学んでいく様子を相互作用の矢印で示した。

〈表4－2〉に、これらの学習課題の意味を示した。『臨床状況に適した看護者としての思考・態度』には、【実習に向かう姿勢】と【複眼的思考スタイルの獲得】の2つの学習課題がある。【実習に向かう姿勢】は、指導者の何気ない言葉に傷ついたり、子どもに泣かれると拒否されたと捉える等の学生自身の

表4－2　小児看護学実習においてよく遭遇する学習課題の定義

病気の子どもと家族の理解と対応技術の修得	
A　子どもの病気の理解	対応する（受けもち）患児の病態や病状と治療の理解を必要とする課題
B　発達を踏まえた病気の子どもの気持ちの理解	成長発達の知識をもとにした理解を踏まえて、病気の状態にある患児の反応や言動から気持ちを考える必要がある課題
C　親の理解	病気の子どもをもち、親の気持ちや状況を理解する必要がある課題
D　情報の統合による多面的理解	子どもの発達・心理・環境・疾患を多面的に捉え、子どもと家族の生活を思い浮かべて、統合的に看護問題やケアの判断を必要とする内容
E　子どもと家族への対応技術	子どもと家族に接する時の適切なコミュニケーションやケアの技術
臨床状況に適した看護者としての思考・態度	
F　複眼的思考スタイルの獲得	思い込み・鵜呑み等の自分流の理解、パターン化した解決策や判断を用いる。これまでの実習経験で得た知識を活用できない様子を指し、思考スタイルの修正の必要性がある状態
G　実習に向かう姿勢	実習を行う上で、積極性や誠実さ、倫理的な配慮に欠ける態度

感情コントロールができない様子や、実習は終わらせればよい
というような実習に取り組む態度の内容である。【複眼的思考
スタイルの獲得】は、思い込み・鵜呑み等の自分流の理解、パ
ターン化した解決策や判断、これまでの実習経験で得た知識を
活用できない等の思考スタイルを修正しなければならない内容
である。

　これらの学習課題ごとに実習場面を用いて、指導のポイント、
学生の状況分析と指導を、次の節で説明する。

2. 学習課題状況ごとの指導事例

　ここでは、前節で述べた看護実践と理論の統合を必要とする現象と実習に向かう姿勢を教材化した指導場面を取り上げ、学習課題の状況別に、事例、指導のポイント、アセスメントと指導を記述する。【　】は教員が捉えた現象名を示す。

Ａ 子どもの病気の理解

【症状を観察しても自分の思い込みで貧血だと結びつかない】

(事例)

　炎症性腸疾患の患児を受けもった学生。患児は腸管出血からの貧血で労作時の息切れがみられた。学生は患児の状況を観察しているが、アセスメントを見ると「貧血」症状であると理解していない様子であった。

(指導のポイント)

「貧血」を示すデータと患児の様子を照合し症状の多彩さの理解を促す。

(学生の状況分析と指導)

　患児の症状をどう考えるか質問したところ、労作時の息切れがあることは観察できていた。しかし、観察した症状から貧血の可能性に着目できていなかった。そこで、患児の血液データを一緒に確認し貧血の説明をした。しかし、学生は「貧血症状は顔色不良とふらつき」以外に考えていなかったことがわかった。そのため、参考書を用いて貧血の多彩な症状を確認し、学生が観察した症状と参考書の記述を照合しながら貧血による症状が出現していることについて理解を促した。また、労作時の

しんどさ、息切れは患児自身から訴えることは難しく、データの確認の重要性を伝えた。

【治療イコール回復と考え実際のデータから判断しなかった】

(事例)

　RS ウィルス感染症の患児を受けもった学生。呼吸状態は安定していたが、高熱が持続し、血液の炎症反応のデータも改善されていない状況であった。しかし学生はそれに気づいておらず、「抗菌剤の投与もあり呼吸状態は安定しているので回復傾向にある」とアセスメントしていた。

(指導のポイント)

　病状の回復を示す根拠を問い、回復していると判断できるかを考えさせる。

(学生の状況分析と指導)

　教員は、学生に対して患児の現在の回復状況をどのように捉えているかを質問した。学生は、「点滴で薬も投与されているし、治療で体調は良くなったと思う」と答えたが、CRP 等の検査データを見ていない様子であり、治療すれば回復すると認識しているのではないかと考えた。そこで回復の確認に必要なことは何かと質問し、これまでのバイタルサインと検査データから、再度アセスメントを促した。これにより、学生は回復状況を感覚的に捉えていたことに気づき、病状の観察とデータをみる必要性を学んだ。その後、適切にアセスメントできた。

B 発達を踏まえた病気の子どもの気持ちの理解

【強い倦怠感による不機嫌を自分への拒否と捉える】

(事例)

　化学療法後の幼児を受けもった学生。患児は治療による倦怠感が強く、学生が訪室すると啼泣していた。学生は患児と仲良くなろうと訪室を試みていたが、泣かれて病室を出てくるという状況であった。学生は、患児とうまく関係を築けないことを悩み、自分は嫌われていると訴えてきた。

(指導のポイント)

　患児の機嫌の悪さは、学生に向けられた感情ではなく体調の悪さによる反応であると気づかせる。

(学生の状況分析と指導)

　教員は学生の実習が始まって間もないため、患児との関係づくりに過敏になっており、化学療法による体調の悪さが患児の機嫌に影響していることと結びつけられていないのではないかと考えた。そこで、化学療法が身体に及ぼす影響について質問しカルテの記載を確認して体調のアセスメントを促した。学生は、血液データからも心身に及ぼす影響を理解し、体調の改善とともに機嫌がよくなった患児を見て、機嫌の悪さは自分に向けられた拒否的感情ではないと考えることができた。

【外観の変化により人目を気にする患児の気持ちに気づかずに遊びを提案】

(事例)

　入院が長期化している思春期の子どもに対し、学生はストレス解消としてプレイルームで他児を交えての遊びを企画した。しかし、患児は治療による外見の変化を人に見られることを嫌がっていた。学生は、遊びの提案時も患児に否定されなかったことから、遊びの適切性に疑問をもたなかった。

(指導のポイント)

　他児との交流は患児のニーズに合致しているかどうかを確認させる。

(学生の状況分析と指導)

　教員は、学生の遊びの企画を聞いて、思春期の患児に対してストレス解消を図りたいという目的は適切であると考えた。しかし、患児が自分の外見を気にしていることへの配慮や、遊びを提案した時患児から否定されなかったという反応の解釈が十分できていないのではないかと気になった。そこで、学生に対し遊びの提案をした時の患児の表情や反応を振り返らせ、患児にとってストレス発散になるか、患児が望む遊びなのかを質問した。学生は、患児への提案時、否定はされなかったが乗り気ではなかったと想起し、個人で楽しめる遊びに修正した。

C 親の理解

【母の言葉を聞いて初めて裏に隠された気持ちに気づく】

(事例)

　重症度の高い子どもを受けもった学生。学生の報告によると、母親は、学生が「心配なことはないですか?」と問うと毎回「大丈夫です」と返答をしているとのことであった。学生はこの発言をもとに、記録にも家族の不安はなしと記載していた。しかし、親子と一緒に遊ぶ中で、「〇〇ちゃん、色々できるようになりましたね」と声をかけると、母は涙ぐみ「はい、本当に良かったです」と反応され、言葉では言えない思いがあったことに、ようやく学生が気づくこととなった。

(指導のポイント)

　言葉に表現されない心情を汲み取る重要性を意識化する。

(学生の状況分析と指導)

　学生は、言葉で表現されたことのみでアセスメントし、母親の複雑な心境を想像することなく、教員から親の不安についての見直しを提案されても、記録を修正する様子はなかった。しかし、日常的な関わりの中で親の気持ちを汲み取った応答を学生がしたことで、親は本当の気持ちを話すことができたと考えられる。

　教員は「言葉で表現されない気持ちを汲み取る重要性」を考える良い教材であると考え、学生とともにリフレクションの手法を使って振り返りを行った。

　まず、学生の経験した事実を詳しく聞き、そこで学生自身の感情がどのように変化したかを発問した。学生は、これまで質問への答えのみが真実だと考えており、本音を話してもらえる

ような言葉かけをしていなかったが、今回は本音を話してもらえて嬉しかったと述べた。なぜ、本当の気持ちを知ることができたかを一緒に振り返る中で、毎日親子と過ごす中で、少しずつできることが増えていく患児の変化が嬉しかったこと、母親も同様に心配する気持ちを抱えている可能性があり、その母親の気持ちを想定して共感する発言をしたことが功を奏したと気づいた。

　親には複雑な気持ちが隠されている可能性があるという点について、再度教科書を開いてみると、これまでも何度も見ていた教科書の意味がようやく納得できたと語った。子どもの回復や成長を一緒に喜ぶ関わりを続けたことによって母が思いを吐露できたたであろうことを共有し、言葉の裏に隠された気持ちを推測しながら関わる必要性について話し合うことができた。

D 情報の統合による複合的理解

【収集した情報を統合してアセスメントできない】

(事例)

受けもちの2歳の患児の情報をメモ帳に書いているが、記録用紙にどうやって書いていいのかわからないと困っていた。

(指導のポイント)

メモ帳に書いている受けもち患児の情報から、病気の子どもへの援助方法の検討ができるように、何が重要な情報であるのかを考えさせた上で、情報を統合してみるとどういう状況が見えてくるかを一緒に考え、学生の考えを引き出す。

(学生の状況分析と指導)

学生は、情報はとっていたが、何が重要な情報であるのか、それぞれの情報をどのように結びつけて考えればよいのをわかっていないと教員には思えた。そのため、順序立てて整理して一緒に考える必要があると判断した。

受けもち患児や家族から得た情報をS情報として、受けもち患児の病状や治療・予後および検査・処置等の情報はO情報として確認し、言葉で語らせた。患児の多面的理解（2歳児の発達・心理状況、入院環境、紫斑病性腎炎の症状・検査・治療・予後）の視点として、ゴードンの11の機能パターンを用いて、学生と一緒に情報を分類・整理した。その後、記録用紙に整理して記述するように指導した。

情報の整理を進める中で、それぞれの情報はつながっていることをイメージできるように説明しながら進めた。学生が全ての情報を整理できた段階で、再度発問しつつ、簡単な関連図をメモで描きながら、学生と情報の関連性を確認していった。特

に発達状況と病気の関連性が難しい状況であったため、受けもち患児とのコミュニケーションや反応を想起しながら、関連性を可視化していった。その過程で問題の焦点を掴み、援助方法やケアの優先度の判断ができるようになった。

【術後経過が良好な子どもに何を援助してよいかわからない】

(事例)

　学生は、扁桃摘出術を受けた８歳の受けもち患児の経過をクリニカルパスで確認していた。術後の経過はクリニカルパスの流れに沿って順調であったため、「何をしたらよいかわからない」「自分に何ができるかわからない」という発言があった。

(指導のポイント)

　術後の経過に伴う患児の療養生活に関する情報を捉え、必要な援助の方向性を理解できるようにする。

(学生の状況分析と指導)

　学生は受けもち患児の経過が順調であるために、問題を見出せず、看護ができないと考えている。順調な経過を支援するための看護もあるがそこに考えが向いていない。そのため子どもと家族を詳細に把握することから必要な看護を見出せるように指導することとした。

　学生自身に確認すると、経過が順調であることを把握していたが、患児の苦痛の有無や術前の生活通りの行動ができるか等の情報が不足していた。また、学生は、クリニカルパスに沿った食事制限に応じた患児の食事摂取量や、付き添う母親の食事に関する理解、患児への注意の様子等の情報は得ていた一方で、患児が発達段階に合った制限食に対する理解をしているかどうかの情報を得ていなかった。さらに２日後に退院予定であるも

のの、退院後に気をつけなければならないことに対しても、考えが及んでいなかった。

　生活に気をつけなかった場合に何が起こるかを学生に質問し、考えてもらった。考える中で、患児と母親に対する退院指導の必要性をケアとして考えることができるようになった。

【障害の理解と発達を子どもの反応と結びつけられない】

(事例)

　医療型障害児入所施設で、重症心身障害のある５歳児を受けもった学生。遊びの計画をしたところ、指導者から「障害についての学習が不足している。遊びの計画には、子どもの発達段階も考慮してAちゃんに適した内容にした方がよい」と助言を受けた。学生は、「その通りだと思うけれど、重症心身障害の病態の把握って。何を調べればいいですか。完全に理解って……Aちゃんに合っている遊びの計画ってどうしたらいいですか。でもやっぱりAちゃんの障害を完全に理解するまでは、中途半端な計画になってしまうのでやらない方がいいですね」と相談に来た。

(指導のポイント)

　遊びの計画は、障害の完全な理解が前提にあると考えている学生に対し、眼前の子どもの情報をフィードバックして障害と発達の結びつきが考えられるように助言した。

(学生の状況分析と指導)

　重症心身障害の病態は、多くの合併症が関連しているうえ、個別性が高いので事前学習の知識だけでは理解することは難しい。加えて、障害が発達に及ぼす影響も並行して捉える必要があり、かなり難度が高い。学生は、それぞれに得た情報を目の

91

前にいる患児の状況と結びつけるのに苦心していた。学生は、遊びの計画を行う思考の順序として、障害の理解ができないと遊びの計画を立てられないと発言していたため、患児の反応を捉えて発達を理解し、適切な遊びを検討するという思考の仕方に気づいてほしいと考えた。

　そこで、学生に「Aちゃんと接していてわかったことは何か」と問うと、快・不快の表情があることや声のトーンにバリエーションがあること等を捉えていた。日中は、プレイルームで音楽の多い動画をじっと見ているということであった。教員が、「よく観察できているね。障害でうまく話せないかもしれないけど、Aちゃんは反応してくれているのよね」と返すと、学生は、「そうですよね。Aちゃんができることはたくさんあるってことですよね」と、表情が明るくなった。その後、感触の異なる素材に鈴を入れた玩具を考案し、Aちゃんと遊ぶことができた。

　学生は、観察から得た実際の反応の意味を考えることで、発達の現状と障害を結びつけて理解できた。指導者に対しては、学生の思考が障害の理解と発達との結びつけにつまずいている状況と教員が行った指導を共有し、学生が観察したことを意味づけられるように関わった。

Key words

実践と理論の統合としての指導のコツ

　指導側から見ると、学生は看護に必要な気づきが不足していると感じることがある。しかし、気づきの言語化を促すことで思考が発展することがある。

　障害の理解の事例では、患児と毎日接しているにもかかわらず障害や発達がわからないと困っていた。そこで、「これまでの観察で発達と関係していると思うことは？」と問うと、「しゃべれないのは年齢相応じゃないんですが、ちょっとはわかってるんじゃないかと思うんですよね」、「私がおもちゃを落としかけて、『わっ』と言ったら、笑ったように見えたんです」と、ぽつぽつと話してくれた。

　教員は「それって、どういうことだと思う？」と、観察した内容の意味を問い直すと、「刺激に反応したか？……感情？　情緒？」と、観察内容を概念化する様子があった。

　実際には重要な意味をもつ気づきであっても、それを意味づける力がないと看護の展開として発展できない。学生は何も気づいていないのではなく、知り得たことを自ら言語化することは難しいので、教員が発問し、気づきを引き出すことで、その後、意図をもって観察し、気づく力になる。

E 子どもと家族への対応技術

【付き添いの母親と子どもの間に入りづらい】

事例

　幼児期の子どもを受けもった学生。バイタルサイン測定や清拭以外は訪室せず、ナースステーションでカルテを見ている状況であった。病状は安定しており訪室の制限もなかったため、学生に訪室しない理由を尋ねてみると「Ａちゃんはお母さんと遊んでいるし、邪魔しない方がいいと思って見守っています」と言った。

指導のポイント

　母子の中に入るきっかけをつかみかねている学生の気持ちを支えるために同行する。

学生の状況分析と指導

　幼児期のＡちゃんには母親が付き添い、いつも母親がＡちゃんと遊ぶ様子がみられたため、学生は「見守っている」と言うが、一緒にいる母子に対する近づき方に困っているのではないかと感じた。そこで教員が母子が一緒いる場合には入りにくいのか尋ねると、うなずいたため一緒に訪室した。母親に一緒に遊びに加わってよいか聞くと許可を得られたため、学生に遊びに参加するよう促すと、ぎこちないながらＡちゃんと少しずつ言葉を交わしていた。訪室から戻ってきた学生に振り返りを促すと、「私は邪魔ものかと思っていたけど、お母さんと話すうちに、子どもともうまく遊べた」と言い、母子の中への入り方をつかめた。

【子どもの生活リズムを尊重して、ケアのタイミングを逃す】

事例

　4歳児の朝のバイタルサイン測定のために訪室したところ睡眠中のため、時間をおいて再度訪室した。ところが今度は遊びに熱中し学生にも遊びに加わるよう誘ってきた。学生はバイタルサイン測定に来たことを言い出せず、遊びに加わった。

指導のポイント

　子どものペースを尊重しつつケアを促す方法を示す。

学生の状況分析と指導

　学生は、バイタルサイン測定時に患児が睡眠中のため、時間をおいて再度訪室したが、今度は、患児がすでに遊びに熱中しており、学生を遊びに誘ってきた。学生はバイタルサイン測定を実施しなければならないと思いつつ、一方で子どもの生活リズムに合わせてケアを提供するという2つの考えにどうすればよいか困っているようであった。同行していた教員は、学生が遊んでいる患児のペースにうまく折り合いをつける方法はすぐに思いつかないだろうと思い、「あと1回やったら、モシモシさせてくれる？」と患児に頼む場面を見せ、バイタルサイン測定が実施できるように設定した。

F 複眼的思考スタイルの獲得

【一つの血液データのみで脱水を判断する】

事例

　血液検査において電解質のバランスが崩れているだけで、脱水があるとアセスメントをした学生。受けもち患児は発熱後の血液検査でNaの値のみが若干下がっていたが、その他の血液検査の値や尿検査や尿量等には問題がなかった。この学生は、1つのデータを1つずつ解釈する方法でアセスメントを行う傾向にあった。

指導のポイント

　一つの判断を導くためには多側面から複数の情報を統合する必要があることを理解できるようにする。

学生の状況分析と指導

　学生の中には、異常値があった場合に、それを1つずつ解釈することがアセスメントであると考え、多側面からの情報を統合したアセスメントをしていない学生がいる。教員はこの学生もそのように考えている可能性があると判断し、学生に他に脱水を示すデータや症状があるかどうかを発問した。学生がはっきりと答えられなかったため、教員は脱水に関する指標を教科書で確認するように説明し、しばらく時間をおいて、学生に再度発問した。排尿の状態、皮膚の状態、体重等の観察の必要性、尿検査やその他の血液検査値にも注目する必要があることを学習できたと答えた。アセスメントをする場合には、検査データの異常値を1つ1つ解釈するのではなく、複数の情報から総合的に判断する必要があることを説明したところ、学生は納得し、その他の脱水に関する情報収集を始めた。

G 実習に向かう姿勢

【指導者からの丁寧な指導に対する落ち込み】

(事例)

　指導者に観察項目を説明していたところ、病態の理解が不十分であったため、色々と質問を受けた学生。指導者は特別厳しい言い方ではなかったが、学生は、厳しく追及されたと感じ、カンファレンスルームで泣いていた。

(指導のポイント)

　指導者の指導の意図を説明し、成功体験に転換できる機会を作るようにする。

(学生の状況分析と指導)

　学生が泣いている様子であったため、何かあったかと尋ねると「指導者に厳しく質問されたので真っ白になってしまって答えられなかった。今後どう答えたらよいかわからない」と話した。病院実習が始まる前から、緊張度が高い学生であり、次々に質問されたことでパニック状態になったことが推測された。そこで、気持ちが落ちついた段階で、何を質問されたかを聞いたところ、観察に必要な項目を根拠も含めて質問されたことがわかった。指導者は普段から学生指導に熱心な人であり、学生を責めたわけではないと思われることを説明し、教員が指導者に状況を確認することを学生に説明した。そして、指導者に状況を確認したところ、学生の理解度を確かめるために質問をしたが、学生が十分に理解できておらず、沈黙の状態が続いてしまったため、答えを引き出そうと次々に質問をしたとのことであった。どの部分が特に理解できていないようであったかを指導者に聞き、指導者がどの点を理解してほしいと思っているか

も確認した。その後、学生に指導者の指導の意図を説明し、答えられない学生を責めているのではなく、むしろ学生に勉強させてあげようという思いから質問されたこと、指導者はどの部分を特に理解してほしいと思っているかを説明し、教員としても重要だと考える内容であることを伝えた。その後、再度一緒に観察項目を教科書等で確認した。次の報告時には教員も立ち合ったが、学生自身できちんと報告ができ、指導者から学習の成果を褒められ、学生は安心した表情をみせた。そして、自分の頭の中をきちんと整理して報告することが大事だとわかったと発言した。

【子どもへの苦手意識から訪室を控える】

(事例)

　子どもが苦手で、どのように遊んでいいか、何を話したらいいかわからないという学生。なかなか訪室せず、カルテからの情報収集ばかりをしている

(指導のポイント)

　子どもとの関わりの糸口を作り、関係を持てるようにする。

(学生の状況分析と指導)

　実習開始前から子どもが苦手と言っており、保育所実習後も、どういう風に関わってよいかがよくわからなかったという発言のある学生であった。挨拶の場面においても、学生はかなり緊張しており、子どもに顔をそむけられたことから、訪室しづらくなっている状況があると考えられた。訪室を促しても、「もう少ししたら行きます」という返事で、なかなか一人では訪室できない様子であった。

　そこで、保育士がいるタイミングで一緒に訪室してみようと誘った。子どもは音の出るおもちゃで機嫌よく遊んでおり、教員が話しかけるとすぐにおもちゃの説明を始め、お姉さんも一緒に遊んでいいかというと、「いいよ」とすぐに学生にも話しかけてきた。母との会話もはずみ、しばらく一緒に遊べそうな様子であったため教員は退室したが、その後も学生と親子で過ごす時間が持てた。その後の状況がどうだったのかを学生に確認すると、「また来てね」と言われたと笑顔で答えた。この状況について振り返ったところ、「自分の苦手意識から、何を話そうとか、どんな感じで入ればいいかということばかり考えて、子どもの状況に合わせて入ればいいなんて考えていなかった。

話してみることで、わかったことがたくさんあったし、お母さんにも色々教えてもらったので、〇ちゃんのためにできることを考えたい」と発言した。

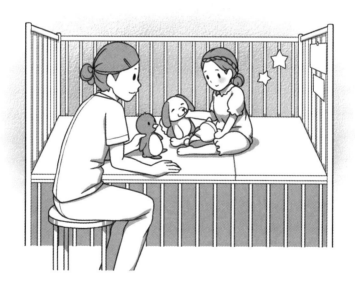

【スタッフの測定データのみを参考にして自分で測定しない】

事例

　体温のみ母に依頼して測定し、呼吸数や脈拍数を測定しようとしない学生。何故測定しないのかと聞くと、看護師が測定しカルテに書いてあるので必要ないと思うと発言した。自分でも確認する必要があることを説明しても、児はじっとしていないので測定が難しいと言って、なかなか測定しようとしなかった。

指導のポイント

　実施を促し体験してみることで、実施の成果を実感できるようにする

学生の状況分析と指導

　本学生は、実習において自分が最低限すべきことや、記録に書くべき情報収集は実施するが、それ以上の努力をしようとする姿勢を感じにくい学生であった。子どもへの測定の工夫も十分に考えられておらず、失敗したくないという気持ちもあり、測定への意欲が湧かない状況であることが考えられた。

　そこで、看護師はどのように測定しているかを聞くと、看護師は声かけが上手であり、子どもを褒めたり、おもちゃで気をそらしながら、測定していることを把握していた。翌日は、看護師が測定する前に実施をしてみることを提案し、具体的な方法を複数あげて、工夫してみるように説明したが、それらの工夫が本当にうまくいくのか納得できない様子であった。翌日、午前中に訪室したところ、子どもの機嫌が良かったので、早めに測定することを提案し、教員と一緒に測定を行った。児は、最初は、なかなかじっとしていなかったが、母が目の前でおもちゃを揺らしたところ注目したため、すかさず測定を促し心拍

数を測定することができた。その後、母がDVD動画を流し始めたところ、すぐに動画に集中したため、呼吸数も視診で測定することができた。

　これまで、回数を把握してはいたが、実際の子どもの心拍数や呼吸数の速さが成人とは大きく異なることを実感し、「子どもって、本当に速いんですね」という発言があり、実際に自分で測定することの重要性を感じることができた。また、視覚的な刺激があると集中できることもわかり、実際にやってみることでわかることがあるということも振り返ることができた。

【子どもとの約束を重視しない】

事例

　カンファレンスがあることが事前にわかっているにもかかわらず、３歳の受けもち患児と遊ぶ約束をしたが、実際には遊べなくなった学生。実習終了時に謝ることもなく挨拶のみをしたところ、子どもから、待っていたから遊びたいと強く要求され、困っている様子であった。

指導のポイント

　子どもとの約束の意味を振り返り、関係性や倫理面から内省を促す。

学生の状況分析と指導

　本学生に、どういう経緯で約束をすることになったかを質問したところ、学生が昼休憩に入る前に、子どもがなかなか遊びをやめてくれず、また後で遊ぶから中断しようと提案したところ、子どもは納得したとのことであった。学生自身は、自分が休憩に行けなくなると考え、その場での遊びを中断するための口約束であり、きちんとした約束だとは思っていなかったと答えた。子どもとの約束を重要視しておらず、残された子どもの気持ちも想像できていないと考えられた。休憩後にはカンファレンスが予定されており、後から遊ぶという約束を守るためには、カンファレンス後にすぐに遊ぶ時間を確保する必要があったが、見通しも持たないままに行動し、約束を軽視した状況であると思われた。

　学生に子どもとの約束について問うと、また明日遊べるし、今日遊べなくても構わないと思っていたので、子どもがそんなに怒るとは思わなかったとのことであった。母に子どもの様子

を聞くと、「お兄さんと遊ぶために、色々と準備をして待っていた」とのことであった。このような状況について、どう考えるかを問うと「申し訳ないことをした」という返答があった。母は「明日遊べるから大丈夫です」と答えていたが、学生にどうしたいかを考えさせたところ、謝って少し遊んでから帰りたいということであった。実習時間ぎりぎりまで遊び、明日は必ず遊ぶと新たな約束をした。

　翌日は、いつ遊ぶかを朝から相談し、時間を決めて遊ぶ様子があった。学生は相手の気持ちや関係を大事にすることは、大人でも子どもでも同じであり、信頼を裏切るようなことをしてはいけないことを振り返りレポートに記入した。

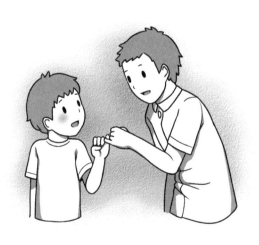

【家族の反応を気にせず、自分の欲しい情報を聞き取る】

（事例）

　母親は夫や拡大家族との関係に悩んでおり、家族のことをあまり聞かれたくないと考えていた様子で、学生からの家族に関する質問に対して濁すような返事をしていた。しかし、学生は情報を取らなければいけないと考え、父親の職業や家族構成等について、次々と質問した。その後、夜勤のスタッフに、学生の訪室を控えてほしいという申し出があったため、翌朝、訪室を控えるように学生に伝えられた。

（指導のポイント）

　学生のモチベーションを維持しつつ、相手の反応を読み取って配慮する重要性を理解できるようにする。

（学生の状況分析と指導）

　朝の報告時に、スタッフから訪室を控えるように言われた学生は、気持ちが落ち込んでいる様子で元気がなかった。学生は思い当たることがないと言うので、教員が指導者から事情を聴くと、親があまり質問されたくない様子を示しても、学生が遠慮なく質問したことを不快に思っている様子であることがわかった。受けもちの継続は断られてはいないということであったため、教員がお詫びを入れて、母親に事情を聴いたところ、学生だから仕方ないとわかってはいるけれども、あまりにも色々と聞かれると困ってしまうので……ということであった。母には受けもち継続を感謝し、学生に指導をすることを説明した。

　本学生は、自分が情報収集をすべきということに集中し、相手の反応の意味を十分に汲み取っていないこと、情報を取る意味を十分に理解していないことが考えられた。

学生には、まず母は受けもち継続の意思があり、配慮をすればよいと言っていることを説明し、今後必要な配慮について、一緒に考えることを提案した。まず、学生にどのような気持ちで、どのように質問したかを尋ねると、「家族のアセスメントをするためには、父親や祖父母の情報が必要だと考えて、母の気持ちを全く考えることなく、情報収集をしていた」と発言した。母がしっかりと答えてくれなかったので、続けてどんどん質問してしまったとのことであった。しっかりと答えてもらえなかったことについて、どのように解釈したかを問うと、自分の質問の仕方が悪いので答えてもらえないと考えて、色々と質問の仕方を工夫して聞いたとのことであった。教員は、コミュニケーションの仕方の工夫を考えたこと、情報収集を真面目にしようとしたことを労いながら、その場での母の表情や反応の仕方を想起させるようにした。すると、確かに母は答えたくなさそうな感じだったが、必要な情報だからという気持ちが勝ってしまったとのことであった。表情をよく観察できていることを認めながら、今後、情報収集する際に気をつけるとよいと思われることを一緒に振り返った。

　情報を本人から無理にとらなくても、スタッフからの情報収集もよいし、関係性ができてからの情報収集でもよいと考えられることを話し合った。情報収集は看護に活かすためのものであり、関係性が崩れると看護に支障をきたすことを学生は十分に理解していた。学生は、母親からの信頼を失ったことを気にして、今後、訪室しにくいと発言したが、受けもちを了承してくれている母親に感謝の気持ちをもって、これから信頼してもらえるように頑張ればよいことを説明したところ、頑張ってみると発言した。

Ⅲ 実習経験を知識体系につなげるための指導

実習指導は、実習の流れに沿って、学生の到達状況や心理状態等を把握しながら、学生の状況に合わせてステップアップしていくことが重要である。ここでは、学生の経験を知識とつなげて振り返り、次の実習に活用できるようにしていく指導の例を説明する。

1. 日々の成果を翌日につなげる指導

学生が1日の成果を実感し、翌日の実習に活かせるような振り返りを行う。

単なる方法論の学びではなく、得た考え方を活かそうと意識をして実習をすることで、実習が充実したものになる。

本日の学びの明確化をした上で、次の学習課題を学生と共に意識化する。

例 学生は、午前中に患児の機嫌を損ねてうまくいかなかった経験をした。午後から、その理由を振り返って関わったところ、うまく関わることができた。毎日行われている実習のまとめのカンファレンスでは、具体的な事実のみを話し、知識とつなげた学びまでにはできていなかった。何故うまくいったのかを発問すると、一人では考えることができなかったが、同じような経験をした学生との意見交換や指導者の助言から、「子どもの状況を母親によく聞き、タイミングよく関わる必要があること」、「子どもの反応をよく見て、発達段階も踏まえて気持

107

ちを推測しながら関わる必要があること」を言語化することができた。この学びを翌日の実習計画に活用するように教員から助言した。

2. 他領域に拡大できる学びを獲得したと実感できる指導

　小児看護学実習での学びを他領域でも活用できるように、実感した学びを抽象化して表現するよう促す。カンファレンスや実習後の発表・総括的なレポートを活用し、学びを意識化する。

例　実習最終日のテーマカンファレンスで、学生たちは「言葉で表現できない子どもの思いを汲み取る方法」について話し合いをしたいと決めていた。この背景には、発達途上で言語表現が未熟な小児患者を受けもったことで様々な苦労があり、工夫することで達成できた内容を深めたいという学生の考えがあった。これは小児看護学特有の学びであるともいえるが、他領域の実習においても、言語以外の表現を汲み取る観察や分析は重要であり、小児以外の看護場面でも活用できる学びであることを学生が理解できるように教員から助言した。

3. 学生の成長を意識した指導

　目標の到達度を随時評価（形成的評価の項　126ページ参照）しながら、学生の成長に合わせた指導を行うことも必要である。事例を通して、指導のコツを説明する（118ページまで）。
【学生の成長のプロセスに沿って指導した事例】
　子どもと関わった経験が少なく、子どもが苦手だと実習前か

ら不安を抱えていた学生。実習中の継続的な支援により子ども
との関係性を築くことはできたが、子どものペースに巻き込ま
れる状況が出現し、子どもへの関わり方についての学びを深め
ることができた事例を紹介する。

1）病院実習前の教員の関わり

　この学生は子どもへの関わりの経験が少ないことから、実習
開始前から子どもとの関わりに不安を訴えていた。保育所での
実習の様子では緊張は強いが、子どもに囲まれて学生なりにコ
ミュニケーションが取れている様子なので、支援をすれば、子
どもとの関わりができるのではないかと考えた。そのため、2
週間の実習を通して、うまく関わることができなかった場合で
も、子どもの発達や健康状態に合わせた看護の要点が理解でき
ることを目指すように指導した。
　初期には、緊張感や子どもへの対応の不安を軽減し、実習へ
のモチベーションを上げるために、以下の2点の指導をした。

●保育所実習では、できたことを認めて自信を持たせる

　保育所のカンファレンスの際に、教員は「保育所での関わり
の様子を認めてほめる」「カンファレンスで、よい気づきがで
きていることを認める」等の介入を行い、学生が自信をもてる
ような指導を重視した。カンファレンスでは、発達を踏まえて
関わることの重要性については理解できたという発言があった
ため、その学びの成果を教員が認めたところ、「子どもとの関
わりは保育所で多少自信がついた」と発言したが、「泣かれる
とどうしていいかわからなくなる」と不安が残っていることを
示していた。

●実習で遭遇する困難を想定し、対処法を検討しておく

実習に向けてどのようなことが不安なのかを学生に質問し、事前に対処できることがあるかどうかを学生と相談した。学生は「お母さんとうまく関われるか心配だし、子どもが泣くと困ってしまう」と発言した。困った時は、指導者や教員に相談してよいこと、対応方法は一緒に考えていくこと、関わりの成果よりも要点を理解できることが重要であることを説明し、学生への支援を保障する説明を行った。

> **指導のコツ**
>
> 子どもとの接触経験の少ない学生は不安を抱くことが多い。学生の不安を払拭し、安心して学習できるように調整することは実習初期に特に重要である。認めてほめる場合には、何ができているかを具体的に明確に示すことで、自分の良さを実感し自身がもてるとともに、次に活用できる学びにつながり、実習への意欲につながる。

2）実習初期（受けもち初日）の学生への介入

初期につまずきを感じると実習への意欲が減退する可能性があると考え、関係づくりへの支援環境を調整することと、健康状態の変化が比較的理解しやすく、関わりに困難をきたす可能性の低い受けもち選定をすることとし、以下の調整と支援を行った。

●子どもとの関係づくりの支援を指導者やスタッフに 依頼する

本学生は、子どもとの関わりにかなり緊張感があり、不安が強いことを説明し、援助の際には、助言や支援をしてもらいたいことを依頼した。指導者のみならず、病棟保育士にも声をかけておき、遊んでいる場面への参加をさせてほしいことを依頼した。

●健康状態を比較的理解しやすい受けもちに調整する

緊張の強い学生にとって、関わり方に工夫を要する場合や病態理解が難しい疾患は乗り越えるべき課題が高くなると考え、比較的関わりやすい子どもを受けもちできるように指導者と調整することとした。本学生の場合、小手術で順調な経過が予測される幼児後期（5歳）の患児を受けもてるように調整した。

●初期の親子との関係づくりの支援を行う

最初の挨拶時から学生と共に訪室し、関係づくりを支援した。患児は、入院初日が手術であった。術前は元気であったため、手術前まで一緒に遊べるように、学生と子どもの橋渡しを行ったところ、すぐに遊び始めた。母親の受け入れも良く、「一緒に遊んでもらえると有難い」という発言があった。

午後から手術室へ患児と一緒に行き、術後の観察もスタッフと共に実施することができた。術後は、患児が泣きながら帰室したため、学生は術前との変化に驚き、明日からの対応に不安を抱いていたが、教員は、小手術であるため、翌日には比較的元気になっている可能性が高いことを説明し、明日までに必要な学習内容を確認した。学生は、周手術期に必要な看護を理解

するための学習を想起することができ、手術前後に必要な観察と看護についての学習を翌日までにすると明言した。

指導のコツ

　子どもや家族との関係づくりが苦手な学生の場合、介入が必要になるが、教員がモデルを示す方法、指導者や保育士の関わりを見学する方法、きっかけを教員が作って学生を巻き込む方法等がある。どのような場合でも、経験の振り返りをすることで、客観的に関わりを考えることができるようになる。また、病棟スタッフの中でも保育士に依頼する場合、学生にとっては緊張感が少なく、リラックスした環境で遊べることもあるため、状況に応じた病棟の人的資源の活用を考える必要もある。

　また、学習内容を確認する際には、教員が一方的に指示をするのではなく、学生自身に必要な学習を想起させ、自分の力量に応じて翌日までに可能な学習を自己決定できるように考えさせることで、自律的な学習習慣の形成につながる。学生が考えられない場合には、子どもや家族の状況を理解するために必要な学習の要点を一緒に考えることは効果的である。

3）実習中期（2日目〜4日目）の学生への介入

　初日に周手術期の看護の学習を学生は概ね行ってきたが、実習中の看護は術後がメインとなり、術後の小児の特徴を掴んだ看護ができるような支援が必要である。また、術後は患児の機嫌も不安定になる可能性があり、学生の状況を見極めたタイムリーな指導が必要となることを予測して、以下の指導を行った。

●術後の患児の状況を学生が予測できるように支援する

　学生が術後の状態を適切に観察できるように、病態や術後の身体的変化についての理解度を記録や発言等で把握したところ、学生は、多少の不足はあるものの、概ね理解ができており、指導者にも必要な観察項目を根拠とともに説明することができていた。3日目の学内実習においても、手術前後のアセスメントや関連図、問題の抽出は、少しの指導で自分なりに書きあげることができていた。但し、具体策には戸惑いがあったため、実際の場面の反応を見ながら、考えていくように指導した。

●実際の観察場面で気づきを引き出し、 状態を掴めるようにする

　学生の観察やケアをする場面には、指導者か教員が必ず付き添い、必要な観察ができているかを確認し、気づいていない部分には、気づけるように発問をした。学生はぎこちない質問の仕方ではあるが、概ね必要な観察はできており、術後の経過を学生なりに把握することはできていた。清潔ケアの場面でも、指導者に支援されながらではあるが、何とか一通りの手技はできていた。

●術後の学生と親子との関係づくりの支援

　術後の回復は順調であったが、痛みを訴えて機嫌が悪いこともあり、学生は訪室を控えている様子が見られた。関係性を作るためにも、できるだけ訪室するよう促したところ、どうしたら、関係性が深まるかがわからないという発言があった。そこで、保育所実習ではどんな風に仲良くなったのか、最初の導入時は仲良く遊んでいたが、何がよかったと思うのか、術後の現

在は術前と何が違うのかを考えさせた。学生は、患児が好きな遊びを一緒に行ったこと、患児と楽しい思いをしたことがよかった、今は痛みがあって機嫌が悪い時もあると答えた。その答えを承認し、5歳児が好きな遊びや患児が好むものは何か、いつ訪室するとよいかを情報収集するように促した。学生は、折り紙が好きらしいことや、定期の鎮痛剤を内服する前は機嫌が悪いという情報を母親から得て、痛みの少ない時間を見計らって折り紙を持って遊びに行くようになった。一緒に遊ぶことができ、「小児実習が一番不安だったが、楽しくできてよかった」と発言するようになった。教員も患児との関わりに関する不安は軽減したと判断し、学生の自主性に任せ、学生は一人で訪室し遊んでいることが多くなった。

指導のコツ

　一時的にうまくいっても、状況が変化することで戸惑いを感じる学生は多い。そのため、成功体験を想起してその意味を考えながら、活用できる方法がないかを具体的に一緒に考えていくことが効果的な場合がある。教員自身が考えているアセスメントや方法を一方的に説明するよりも、学生の話を傾聴、共感し、困っていることを推測、明確化、確認しながら一緒に考えて導いていくことで、学生が自分で考えて方法を見出したと感じることができる。前回の状況と今回の状況の違いに気づけるように、子どもの反応や状態から順番に共に考えていくことで、学生自身が解決策を見出し、解決策を見出す考え方を学ぶことができる。教員は、どこに視点を向けさせると、学生の思考が深まっていくかをイメージしながら、発問をしていくとよい。

─ 4）困難感が出現した時（5日目～6日目）の学生への介入 ─

　患児に対する苦手感は和らぎ、発達や健康状態に合わせた関わり方の理解も進んだと教員は判断していたが、新たな問題が出現した。子どもがゲームばかりするようになり、バイタルサインをしてくれない、言うことを聞いてくれないので、どうしたらよいかという相談が学生からあった。まずは学生の困難感がどのような場面から生じているかを把握するために、状況を学生から詳細に聞くこととした。

　これまで、困った状況は見られていなかったのに、なぜうまくいかなくなったのかを聞くと、「最近、子どもが言うことを聞いてくれない」と発言した。「私が折り紙で誘っても見向きもしないし、お熱を測るといっても、後でと言われて、どうしてよいかわからない」とのことであった。さらに状況を詳しく聞くと、患児は最近新しいゲームを入手し、ゲームに夢中になっていて、ゲームを中止させられると布団をかぶってしまう状況であることがわかった。教員は、学生が以前に成功した一つの働きかけしか考えられず、他の働きかけができていないこと、5歳児の発達段階や術後の児の心理状況がよくわかっていないことが要因と判断し、患児の状況を学生が理解できるように、以下のような指導を行った。

●患児の状況を一緒にアセスメントする
①なぜ、ゲームばかりする状況になったのかを一緒に考える

　以前は、ゲームをそれほどしていなかったが、なぜ今回のような状況になっているかを学生と共に考えた。すると手術という大変な状況を頑張ったということで、父親がゲームをご褒美

に買ってきたことがわかった。母も元気さを持て余していたので、ゲームをさせている時間が多くなり、現在の状況に至っていることがわかった。これらの状況について考える中で、親の心情や付き添って看病をする大変さについても考えることができた。

②５歳児の発達段階を踏まえ、現在の児の状況を一緒に考える

　上記の理解をした上で、術後の患児の心理状況を一緒に考えることとした。関連図等を見ながら、術後、痛みによる苦痛や、輸液ルートがある等の生活の制限がある中で、児にはストレスが生じていること、ストレスを解消する手段が現在ゲームになっていることを話し合った。また、新たに楽しいゲームが来たことで夢中になってしまうと気持ちのコントロールができないのが５歳児であることを、発問しながら一緒に考えた。学生は、「ゲームをやりたくなるのは、当たり前ですね。私でも、同じ状況ならゲームをやりたくなるかもしれない」と、児の状況を児の側に立って理解できたという発言があった。

●学生自身の関わり方を一緒に振り返る

　患児の状況を理解した上で、学生の関わりは、児の状況に合ったものになっていたかどうかを一緒に振り返った。学生自身が毎日、どんなタイミングでどんな声かけをしているか、どんな風に遊びに誘っているかを聞き、そのような働きかけをしたことで、患児はどう思うだろうかということを発問しながら一緒に考えた。学生は、「私は、前に折り紙を楽しくできたから、折り紙なら一緒に遊んでくれると思って、それしか考えていなかった。少し、痛みがあることはわかっていたけど、遊んでいるから、大したことはないと思っていた。自分のスケジュール

てバイタル測定をしようとしていた」と発言し、自己の働きかけが、変化した児の状況に合わせたものではなかったことに気づくことができた。

●具体的な関わり方を見出す支援をする

ここまでの話し合いで、学生は、患児の状況は理解できたものの、具体的にどうすればよいかということは自分では見出せない様子であった。教員は、この事例は、グループ全体で共有すると良い教材になると考え、グループで事例検討することを提案した。学生も、そうしてほしいと望み、当日のカンファレンスに提案することになった。学生が、事例を詳細に説明できるように、事前にどんな風に説明すると他のメンバーにわかってもらえると思うかを発問し、話すと良い内容や順序を一緒に整理した。

学生は、患児の状況をうまく説明することができたが、具体的な関わり方を教えてほしいという投げかけ方をしたことで、他の学生も具体策がすぐに思い浮かばず、難しいねと、沈黙の状況になった。教員は、患児や親に関してもう少し詳しく知る質問をして、患児の状況をもう少し丁寧に考えることや、一般的な5歳ならどんなことができるかを想像してみてはどうかと助言した。すると、他の学生から、「ゲームをしている時のお母さんの様子はどうか」、「ごはんを食べたりする時は、ゲームはどうしているのか」、「痛みはどの程度で、どんな時に強いのか」等の質問があった。受けもちの学生は、情報はうまくつかんでおり、他学生の質問には、すぐに答えることができていた。その中で、母親はゲームを長時間していることを本当は望ましく思っていないこと、痛みは定期的な鎮痛薬で抑えられており、

痛みの強い時はゲームもやらないが、痛みが少しある時は特にゲームをやりたがる様子であることがわかってきた。グループメンバーと一緒に考える中で、「母親や患児と相談してゲームの時間やバイタル測定の時間を決め、約束が守れた時はほめる」「折り紙ばかりではなく、一緒に遊べるゲーム性のある遊びを提案する」「痛みに耐えて頑張っていることをほめ、痛みが少ない時に、楽しい遊びができるように朝から提案しておく。バイタルサイン測定が上手にできたら遊ぼうと楽しみを作る」「母の協力を得て、母も一緒に楽しめるような遊びを考える」等の具体策が上がった。

　その後、学生は患児が熱中しているゲームのキャラクターを使った双六を作成して一緒に遊ぶことができ、遊ぶ時間を決めることでバイタル測定もできるようになった。学生の声のかけ方においても児を褒める発言が増え、患児も学生を慕い、母からも感謝された。患児は、学生の実習の7日目に退院した。

指導のコツ

　学生が何に困っているかを見出すためには、学生の語りを十分に聞き、受け止めることから始まる。できていないことに注視して詰問していくのではなく、子どもの反応や学生の対応方法、学生の考えを詳しく聞くことで、自然と解決策が見出せることもある。

　学生個人では解決策が見出せない場合には、グループダイナミクス＊を活用することが効果的な場合もある。学生の柔軟な発想や意見を共有することで、当該学生以外の学生の学びへと発展できる場合もある。

指導のまとめ

　この事例では、学生の成長プロセスに沿って、教員が随時学生の心理や学習状況を見極め、学生が「子どもの状況の理解」を深められるように指導を行った。学生によっては、どこにつまずいているか自分自身で気がつかない場合もあるが、実習目標に沿って、学生の到達状況を随時評価することで、指導の方向性を見出すことができる。教員自身が、指導の方向性に迷った場合には、実習目標を見直し、どこまで到達することを目指すのかを、領域の教員や学生自身と相談することで、方向性を決めることができる。

4. 実習後の振り返り：実習経験を知識と統合する

　臨地実習での経験は、経験しただけで終えるのではなく、経験と知識を統合して、看護に活用できる学びとして概念化しておくことで、他の看護場面に活用することができる。

　ここでは、実習後の振り返りの実践例として、教員との話し合いによる振り返りと、グループワークを用いたまとめの2つの方法を紹介する。

1）教員との話し合いによる振り返り

　107〜118ページの【学生の成長プロセスに沿って学生を指導した事例】の学生と、実習後に教員と共に話し合いながら振り返り、実習経験を知識と統合することを狙った指導例である。

　本学生は実習前に子どもが苦手という不安を抱いていたが、実習での体験を通して、患児と関わることができるようになり、実習全体としては達成感を得ていた。そのため、実習最終日の

振り返りのカンファレンスで、「患児との関係性を築く上で、一つのことだけではなく、複数の方法を考えておくことが必要だと学んだ」と発言があった。教員は、この学びを深めて他領域でも活用できる学びにするためには、今回の学びの意味を意識化する必要があると考え、最終面談時に話し合いをすることとした。

　教員は学生に「今回うまくいったことは、何がよかったと考えるか」と投げかけ、振り返りを始めた。最初は、「いろいろな方法を皆で考えたことがよかった」とカンファレンスと同様の発言をしていたが、その過程で何をどのように考えることがよかったのかという詳細を意識化できていなかった。いろいろな方法を考えるために、何が必要だったかについて発問しながら順を追って振り返った。学生は、術後の児や家族の状況を身体面、発達的側面、心理的側面から深く考えてみたこと、子どもの気持ちになって考えてみたことで、いろいろな対策が出てきたことを振り返ることができた。教員と話す中で、学生は「どのような対象であっても、対応方法を考えるためには、まずは対象となる人の状況を深く考えることが重要である」ことに気づき、それを、実体験を通して実感することができたことが成果であり、「今後の看護に活かせる学びになった」と表現した。レポートにも振り返りの内容を表現しており、教員は、「術前後の児との関わりを通して、発達や健康状態に合わせた看護の要点を学生なりに経験の中から掴むことができ、目標の到達に至った」と評価した。

─2) グループワークを用いたまとめ─

　臨地実習が終わり、実習のまとめの一つの方法として学内でのグループワークを取り入れている養成学校での例を説明する。
グループワークの目的：実習での学んだ具体的事象を知識と結びつけられること。

　具体的目標は、①受けもち患児の退院後の家庭や保育所・学校での生活を考えること、②退院後の生活を整えるために必要な社会資源は何か、多職種の連携や支援はどのようなことがあるかを考えることである。
グループワークの方法：各グループメンバーは6人前後とする。実習中の学生の受けもちの中から、グループワークに用いる事例を教員が選定しておく。選定の基準は、退院後の生活を検討できる程度に情報を集められている事例で、教員のフォローがあれば担当学生が事例紹介をできることである。

　グループワークの進め方は、担当学生が受けもち患児の健康障害の種類と段階、治療内容と自分が行った看護援助を説明した後、グループで自分の実習体験を踏まえて話し合う。
〈グループワーク事例の紹介〉
①患児　小学校中学年　右大腿骨幹部骨折の治療のために入院、退院が決定した時期
②事例を取り上げた意図：受けもち患児の発達段階から退院後の生活を学校実習の経験とつなげて、事例の子どもの退院後の生活の見通しを学生同士で考えてほしい。
〈グループワークでの教員のファシリテート〉
　実習経験を引き出すように主眼を置きファシリテートを行う。

●患児の健康問題の理解と退院後の生活への影響

　患児の健康問題の特徴を十分に把握せずに討論を進める状況であったので、「この児の健康問題の病状はどんなかな？　急性期？　慢性期？　完治する疾患か？　完治しない疾患か？」と質問すると、事例提供学生は「治る」と回答した。教員は「それでは、退院後そのままで治るのか？　注意することはないのか？」「創外固定はいつまで装着しているのか？」と具体的状況と生活を結びつけられるように質問した。

　学生間で「いつまで？」と質問が事例提供学生に出され、事例提供者から「9月まで」と回答があった。

　この回答を受け、学生間で「そんなに長いんだ、学校に通うのも大変だろう」、「教室は何階かな？」、「9月までならば、プールや運動会もある」、「他の児と同じことが学校でできないので、（事例の）児もつらいだろう」、「学校へは誰が送るのか？」、「トイレは？」、「家のトイレはどうなっているの？」、「洋式ならば使えるけど、家は和式」、「それなら退院してトイレはどうするの？」というように、患児の退院後の家や学校での生活をより現実的に考えていく話に進んだ。

●退院後の生活の問題と支援の方向性

　状況を整理するために、「家での生活を保護者はどう考えているのかな？」「学校でのことは、いつ頃に誰が誰に相談すればいいのかな？」と学生たちに投げかけた。さらに「退院後の治療はどうすることになっているのか？　退院すればリハビリは必要なかったか？」と生活面で生じる障害だけでなく治療の継続という面も意識させ、入院中のリハビリに積極的であったのか、児と家族の受け止めの情報とを合わせるように意図して、質問した。また、登校できなかった期間の長さによるクラスメイトとの関係や、通院に関わる家族の負担の有無等も、次に考えられるようにした。

　退院後、学校生活に戻り、治療を継続し創外固定がはずれ受傷前の日常生活に戻れるようになるまでの患児の様子を頭に浮かべられるように、教員は質問をした。

　学校生活への適応の問題として、学生が自由に発言していた内容を「学習の遅れかな」、「学級への適応かな」とまとめ、その上で何か、これ以外に課題となることはないかについて学生が考え、整理しやすくなるよう助言した。さらに、学校の生活をさらにイメージするよう促し、創外固定をつけている患児の生活から必要となる援助を考えるよう、小学校での実習体験からこの時期の子どもの行動と、患児の学校生活状況を想起させ課題を考えていくよう促した。

　その上で、本児と家族が学校生活上の注意点を考えられるか、それを学校側に伝えられるかどうか学生に問うた。そして家族ができない場合、誰がこの役割を果たすのか？　と考えるように促した。その上で病棟の看護師、小学校の養護教諭の果たすべき役割を考えてみるよう促した。

●学校実習の様子を引き出し、
患児の状況と生活援助を考える

「どんな危険や事故が想定できるだろうか」と投げかけ、退院時の指導ということでどのようなことが必要となるのかを話し合えるように質問した。

　学生たちに、「この学校の養護教諭ならば、患児の入院中に保護者の許可を得て、学校生活の適応に向けた学校内の調整をどのように試みるかな？」と質問し、患児の生活援助として必要だと考えることを自由に出して話し合ってもらった。

参考文献等
■『心理学辞典』中島義明、中野清志ほか編（1999年、有斐閣）
■『日本看護学教育学会誌　29（3）』P. 1－13
〈領域別看護学実習の経験の積み重ねにより臨床判断に必要な思考方法を学生が獲得していくプロセス〉岡田摩理（2020）
■『APA 心理学大辞典』繁桝算男、四本裕子監訳（2013年、培風館）P. 222
■『多項目　教育心理学辞典』辰野千寿、高野清純、加藤隆勝、福沢周亮（1989年、教育出版）P. 788－789
■『日本看護科学会誌　40』P. 474－483
〈小児看護学実習において「実践と理論の統合」を必要とする学習課題の構造〉..DOI:10.5630/jans.40.474
泊 祐子、大西文子、竹村淳子、西薗貞子、川島美保（2020a）
■『日本看護学教育学会誌30　学術集会講演集110』
〈小児看護学実習において教員が捉えた学生の学習課題の構造〉
泊 祐子、岡田摩理、大西文子、竹村淳子、西薗貞子、倉橋理香（2020b）

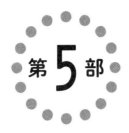

第 **5** 部

教育評価

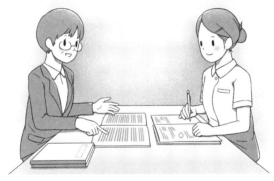

学生の到達度の評価をする場合、評価の基準を明確にして
個々の学生の学習成果を評価します。この評価をもとに、
教育活動が効果的に行われたかどうかの判断を行い、次の教育活動を
改善・修正していく意思決定をするための教育実践の
評価を行います。ここでは、学生の学習評価に対する実習評価、
教員の視点から実習の組み立てや実習環境、指導の点検をする
教員による教育評価の2つに分けて説明します。

Ⅰ 実習評価（学生の到達度評価）

1. 評価の基本形態

　実習の評価は、実習の進行時期に沿って3つの評価がある〈図5－1〉。学生の知識・技術の習得度を問う診断的評価、学習の進展状況から到達度をフィードバックし、教授活動を改善・修正する形成的評価、到達度を示した評価表に基づいて学習成果を最終的に判定する総括的評価が行われる。これらの評価には、到達すべき評価基準を示した到達度評価を用いて行われる。

　診断的評価は、実習開始前に習得している学習活動（講義や演習）が評価材料となり、実習中の指導方法に考慮が必要かどうかを判断するために行われる。形成的評価は実習中における学生の看護記録や実践・実習への取り組み状況・カンファレンスでの発言・教員や指導者との対話が評価材料になる。形成的評価は、実習経過に合わせて時期を決めて行う場合もあるが、目標到達に至るプロセスとして順調に経過しているかどうか随時繰り返し評価をする場合にも用いられる。個人に応じた指導法を選択するとともに、学生自身が自分の到達状況を自覚する等学習を促進するために行われる。総括的評価は、実習の終了時点で身につけた知識や思考、判断力、態度等を、実習指導者の意見なども踏まえて教員が総合的に評価し、学生に通知するものである。学生自身が自分の実習の成果を知り、振り返りの材料とするとともに、教員が今後の指導に活かすものである（杉森他、2017；宮地、2017）。

	評価の目的	評価の材料
実習の初め 診断的評価	レディネスの確認と指導方法の決定	実習開始前の講義科目や演習の成績や状況 事前学習の状況
実習途中 形成的評価	理解状況を多様な方法で把握し、指導の修正 一定の基準を習得できる教材や指導法の選択	学生の看護記録・実践 実習への取り組み状況 カンファレンスでの発言 教員・指導者との対話 教員との面接
実習の最後 総括的評価	成績をつけるための情報収集 指導および指導計画全体の反省	学生の看護記録・実践 実習への取り組み状況 カンファレンスでの発言 教員・指導者との対話 教員との面接 実習指導者の意見

図5−1　3種類の評価

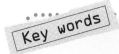

教育評価

　教育評価は、教育に関連する事象の実態を把握して判断する解釈のプロセスと、そこで解釈された結果を教育の問題解決に活用するプロセスの総体を意味する（『最新心理学事典』2013年）。狭い意味では前者を指すことが多いが、学習に関わる具体的な事柄を適切に把握・判断し、教育システムや教育実践の改善のための教育の在り方の点検に活用する。

2. 到達度評価の方法

1）実習評価表の作成

　実習の評価は、実習の目的・目標の到達度であり、実習における学習成果である。通常、実習評価表を用いて点数化するが、実習目的・目標は抽象度が高いため、評価項目では具体的な表現にする必要がある（杉森他、2017）。例えば「健康障害のある小児とその家族に適切な看護が実践できる」という目標の到達度を評価するために、「全体像から健康問題を抽出することができた」「子どもの発達を踏まえた安全な援助が実施できた」のように、行動レベルでの表現にして、何ができれば到達といえるのかを明確にする。評価項目を行動レベルにすると、より客観的な指標となり教員間の評価の差を少なくすることができる。さらに、どこまでどのようにできたら何点になるかという評価基準も共有することで、複数の教員が評価しても公平な評価を行うことができる。

　また、実習の展開方法によって評価項目の数や構成を検討する。評価項目数は、養成学校の目的・目標や経験可能な実習内容に応じて適宜定めるが、合計点を100点として各項目の評定点数を設定する。看護過程の展開が主な実習内容であれば、看護過程を展開する順序で項目を構成することもあるが、実践を重要視している場合には、実践に関する項目数または点数配分を多くする等も検討する。

2) 実習条件による公平性の担保

　実習目的・目標の到達の評価に用いる学習成果とは、実習前の事前学習課題、実習中の記録物、実施した技術、カンファレンス、実習中の面接や質問への応答等である。評価が一面的にならないよう、できるだけ多面的視点で評価しつつ、実習中に到達度を学生にフィードバックしていく。ただし、実習開始時点を基準にどれだけ努力したかを評価するのではなく、あくまでも実習目的・目標の到達度を評価する（杉森他、2017）。

　評価に当たっては、教員だけでなく指導者からの意見を聞くことも重要である。患児や家族との関わりおよび看護ケア場面では、指導者とともに実施する場面が多い。その際に、患児への看護の適切性や課題について指導者の視点で意見を求める必要がある。看護ケア場面で患児や家族の反応の確認や、その場にふさわしい行動がとれていたか、指導を要する点はどんなことかといった具体的な情報を共有しておく。

　小児看護学実習では、実習環境や受けもち患児の状況が一様ではない。2週間の病院実習の場合でも、数日間ずつ複数の患児を受けもつ学生と、実習期間中同一の患児を受けもつ学生とでは、実習の展開状況が異なる。他にも、患児の病状や家庭事情の複雑性によって展開の難易度が異なる場合もある。また、小児病棟または混合病棟のように特徴の異なる施設で実習する場合は、各施設を担当する教員がそれぞれで評価を行うことになり、学内授業のように一律の条件下での評価はできない。ここが実習評価の難しさといえる。したがって、実習環境が異なることを前提にして、それぞれの評価項目をどのような評価材料で評価するかを、事前に教員間と指導者で申し合わせておく

とよい。

例1 入院患児がいないという状況が想定される場合は、外来実習の見学で関わった子どもへの援助場面と記録物を評価材料とする。

例2 実習期間中に数日ずつ2人を受けもって展開する場合は、2例目の展開では看護問題の抽出までの助言量を増やして、看護実践に重点を置くようにする等、実習条件に合わせて工夫する。

3）評価点数を決定する際の考え方と最低限の合格基準の設定

実習のプロセスは学生個々に異なるため、客観性を担保できる評価基準の設定や評価点数を決定する考え方を教員間で共通理解しておけば、臨床状況の条件（対象の病態理解の難易度、対応の困難な状況等）と学生の実際の取り組み状況を合わせて、評価できる。

実習目的・目標の到達までのプロセスでは、ほぼ自主的に学習できる学生もいるが、教員や指導者の助言を絶えず必要とする場合もある。そのような学習状況や最終的な到達状況によって評価点数を決定する。

また、一つずつの項目を評価する時、ある項目が優れている、または到達に及ばないという場合、他の項目の点数も連動して採点することがある。例えば、看護過程のアセスメントが不十分な場合に、対象理解が不十分と評価して実践や関わりに関する項目も連動して低くしてしまう場合である。そうすると、全体の評価が低くなる、または高くなるという現象が起こってしまう。あくまでも各項目の到達度を適切に評価する視点が重要である。

　実習では知識を活用して看護ケアに応用する学習であるため、認知領域、情意領域、精神運動領域の面から評価していく（宮地、2017）ことが多い。したがって、同じ点数であっても学生によって、優れている点と努力を要する点が異なる。実習評価表の点数によって、学生の到達度を把握するとともに課題となる点についても明確にしておく。

　評価は、基本的に学生の努力に対する評価ではなく実習目的・目標の到達度であることは前述した通りである。学生の頑張りに対しては、実習への態度・姿勢として評価項目を作成することもある。しかし、今回の実習評価に加点されなくても、次の実習への動機づけとなる場合がある。そのため、評価項目以外に教員からの助言欄等に学生の努力した点や優れた点があれば記載し、伝えることも大切である。

　実習の最終的な合否判定に関しては、最低限の到達度に達しているかどうかによる。多くの養成学校では60点が合格の最低点となるが、この指標は評価表の合計点数が主たる評価材料となる。到達目標に達するということは、あくまでも必要条件であり十分条件ではない（梶田、1999）といわれている。到達目標は最小限の事項・水準を示すものとして、小児看護学実習では何ができれば合格の最低限を満たしたと保証できるかを検討しておく必要がある。

　合否の判定に関しては、各評価項目の最終的な合計点数という視点だけではなく、実習のプロセスを評価することも重要である。途中で形成的評価を繰り返し行うことで、学習者が自分の理解状況を把握し、学習の改善・進展を図ることができた場合、教員はそのプロセスも含めて到達度を評価する。

3. 個人面談の位置づけと意味

1）個人面談のもち方

　実習終了時には学生との個人面談をもつと効果的である。個人面談の位置づけは、実習の締めくくりの場合もあるが、実習の途中で個人面談を行い、その内容を生かして学生が学びを深めていき、その成果を評価に用いることもある。いずれの場合の個人面談でも、小児看護学実習を振り返り、学生自身が学び、成し得た事柄と課題を明確にすることが必要である。

　個人面談の材料は、実習記録や自己評価表等を用いることが多い。教員は、一方的に評価内容を伝えるのではなく、学生が自分の行った実習をどのようにとらえているか、十分な学びを得るための取り組み、看護の適切性に関する検討等、学生の思考と行動を客観的に評価できるように問いかける。

2）学生の自己評価力を高める方法

　実習の評価は、実習開始前から実習を終了するまでの期間を通して行われる。筆記試験での評価と異なる点は、実習期間中の学習進展状況を学生自ら把握できるところである。そのため、実習の中間での面接、及び実習終了後に学生の自己評価を求め、自らの学習成果を客観的にみられるように促す。

　近年は、ルーブリックやポートフォリオのように主体性に基づいた自己評価のツールがあり、それらを利用するのも一つの方法である。

　学生の自己評価を用いて面接を行う時には、それぞれの項目の教員評価と自己評価を確認していく。学生は、自分の学習成

果を客観視することに慣れておらず、過大評価や過小評価をしがちである。このようなプロセスを経ることで、評価を行うための考え方が身につき、自らの課題を見出しやすくなると考える。

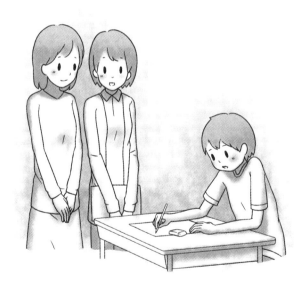

Ⅱ 教員による教育評価

1. 実習の組み立ての評価

　ここでは、実習の組み立て（実習施設の設定、スケジュール、目標の設定等）が、実習目的・目標に沿って適切であったかどうかを評価する。依頼できる実習施設が限られている中で、学生が目標に到達するための経験が十分に可能な施設であったかどうかを評価し、不適切な場合には、実習施設との実習内容の調整や新たな実習施設の開拓が必要になる場合もある。

　また、限られた実習施設の中で学生が経験できた内容に照らし合わせると目標に到達しにくい場合もある。この場合には、目標の見直しが必要になることもある。

2. 実習環境の評価

　実習施設との協働・連携については、以下の2点についての評価を行う。

1）実習の基本的考え方に関する双方の合意

　年度初めの打ち合わせ段階から、実習日程の調整、目的・目標の共通理解、実習方法や指導の役割分担についての共有、学生の実習環境の整備、感染防止対策の方法等について、依頼・調整ができたかどうかを評価する。この評価により、課題となった部分は総括会議で実習施設と共有し、次年度の改善につなげる。

2）指導を担当する教員による実習環境づくりの評価

　実習施設との調整会議を受けて、指導者との連絡や調整をスムーズに行い、協働して学生指導に当たることができたかどうかを評価する。

　主には、実習直前に指導者との実習指導方法の確認ができたかどうか、実習中の役割分担をお互いに自覚して、学生のレディネスや学習状況を報告し確認し合いながら指導ができたかどうかという点である。指導場面を思い浮かべて、学生の実習が計画通りに進まなかった要因や到達状況が不十分になった要因に、連携や調整の課題がなかったかどうかを評価することが必要である。例えば以下の項目である。

①養成学校からの情報提供は適切であったかどうか。

（学生のレディネスや準備状況、教員の指導体制など）

②病院からの情報提供は適切であったかどうか。

（入院患児の人数、主な疾患や平均入院日数、学生の事前学習や教員の指導計画に必要と思われる病棟の状況など）

③個々の学生の学びの進捗状況を指導者と共有し、指導方針の調整ができたか。

3. 指導の評価

　教員の指導の評価は、基本的には学生の到達度を参考にしながら、指導の適切性を多側面から振り返って評価し、教員の指導力の向上を目的として行う。これには、教員自身の自己評価と指導者や指導的立場の教員からの他者評価がある。

1）担当教員自身の自己評価

（1）学生の到達度から指導方法の適切性の評価

　学生の到達度が十分に得られなかった場合には、教員の指導方法の適切性に要因がなかったかどうかを評価する。主な評価の視点としては、学生の実習中のつまずきにおいてどこに課題があるかを十分に分析できていたか、課題に即した学習内容の提供や指導ができていたか、学生の能力に見合った学習プロセスで支援ができたか等である。特に、学習方法が身についていない学生の指導においては、教員が一方的に説明するだけでは、学生の理解が十分に得られないことも多い。学生の理解の状況を確認しながら、発問、説明、一緒に調べる等、複数の指導方法を組み合わせて、学生の思考を促す支援や学習方法を身につける支援ができたかどうかを振り返ることが必要である。

（2）学生の授業評価や実習への反応から行う指導の適切性の評価

　学生の授業評価や直接の反応から、学生が実習に満足できたか、達成感を得ることができたかを知ることができる。満足度や達成感は、実習の到達度と必ずしも一致しないことがあるが、学生自身の学習意欲に対する支援ができたかどうかという評価の参考になる。この部分が低い要因には、学生の緊張感の高さや指導側に対する圧迫感、安心して学習できない学習環境等が考えられる。指導する側の指導方法が学生にとって受け入れやすいものであったかどうかという点や、グループ間の学生の関係性の調整、児や家族との関係性の調整、指導者との関係性の調整等、学生が安心して学習でき、学生の意欲を引き出す指導になっていたかどうかを評価することも重要である。

─2）指導者や指導的立場にいる教員による他者評価─

（1）指導者からの教員評価と指導者への学生評価のフィードバック

　指導者からの評価は、総括会議（「連絡会」あるいは「打ち合わせ会」）や実習の終了ごとの打ち合わせにおいて、担当教員の指導や指導体制に課題がなかったかどうかの意見を得ることで、担当教員自身の指導を見直すことができる。

　逆に、指導者の指導へのフィードバックとして、学生の授業評価や学生の指導に対する反応を伝えることは、指導者の指導力やモチベーションの向上に役立つ。

　お互いの指導力の向上のために切磋琢磨する姿勢をもって、実習施設から忌憚のない意見をもらえるような関係性の構築を心掛け、いつでも意見を言い合える状況にしておくことで、お互いの指導の見直しをすることができる。

（2）指導的立場の教員による評価

　指導的立場の教員は、若手教員の指導力の育成をする役割をもっている。そのため、学生指導をする教員は、自分の学生指導の状況を報告し、適宜意見をもらう必要がある。自分だけでは対処できない課題があった場合には、速やかに指導的立場の教員に相談し、対処した内容を報告する必要があるが、その対応の適切性について一緒に振り返ることで、お互いに教育力を高めることができ、学生の教育に反映できる。指導的立場の教員は、若手教員の指導状況を常に把握できるとは限らず、タイムリーに報告が受けられない場合もあると考えられる。そのため、学生指導をする教員は、自分の指導力を評価してもらい改善していくために、指導状況を記録に取り、適宜報告することも効果的である。

4. 総括作成のメリットと工夫

1）総括作成の意味

　総括とは、本来は全体を取りまとめることである。終了した実習状況について全体を振り返り評価しておくことで、次の実習への課題を見出すものである。学生にとっては実習をまとめ課題を見出す意味があり、指導側にとっては関連する施設や関係者が共有し、よりよい実習を協議するための資料となる。

2）学生の学習成果をまとめる総括

　学生の総括としては、実習目標に基づいて行われた実習成果を振り返ることで、今後の実習における課題や改善策を見出すために用いられる。
　「第2部Ⅱ．2．実習後のまとめ：実習経験を、活用できる知識に統合する（42－44ページ）」に述べている内容は、実習後に行う「学生の総括」の一部に当たる。
　学生個人の実習成果を実習最終日にカンファレンスを行い振り返る。次に、これらを基にして、グループの学びとしてまとめておき、全グループの実習終了後に、実習担当教員間で共有し、その学年全体の実習成果とすることができる。

3）関係者で共有するための総括

　学生の指導については「第4部　実習指導の実際（55ページ～）」に述べているが、行った指導の状況をまとめ、次年度の実習指導に活用するためには、実習全体の状況をまとめ、課題を共有できるように総括資料を作成する必要がある。作成した

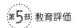

資料を領域内の会議やその後の実習施設との会議の資料とすることで、次年度の対策を検討することができる。そのためには、以下の内容を記載すると共有しやすい。

(1) 実習の日程や実習の実施状況の概要

・計画された日程や人数の通りに実習が実施されたかどうかを記載する。
・学生の出欠席や実習日程の変更がなかったかなど、おおまかな実習状況を明記する。
・必要に応じて、子どもの状況（発達段階や疾患）や、必要になった留意事項など、実習全体に関わる状況を記載しておくと、実習の経年的な変化を把握することができる。

(2) 実習目標の到達度

・学年全体の成績結果について、全体の概況を示す。目標の到達度に関しては、学生の総括も活用しながら分析すると多面的見方ができるようになる。
・実習目標の到達度については、医療施設・保育所・学校などの施設別に実習目標の到達度を分けて示すようにすると、各施設の指導者にはわかりやすくなり、今後の理解が得やすい。
・到達が不十分と感じる項目について、指導の工夫で改善できる内容なのか、他に環境などの課題があるのか、対策の検討ができるように明確にしておくと、指導者と相談する際に役立つ。

例）項目ごとに、到達度をグラフで示す。あるいは、項目ごとに、学生の具体的な体験状況や指導状況を示しながら、到達できた内容と到達が不十分であった内容を理由を含めて分析したうえで記述する。

（3）実習施設との調整や協働の状況

・特に調整を要した内容や、実習中に調整・協働したことで成果があった内容などを記録しておくと次年度に活用できる。

・問題状況が起こった場合の対処方法について、その方法の評価や理由の分析についても明記しておく。

（4）今後の課題

（1）～（3）を踏まえて、今後、課題となることを明確にする。

必要な改善策が明らかな場合については明記するが、相談が必要な場合には、話し合い時期の依頼や方法を明確にしておくと漏れなく話し合いをすることが可能になる。

参考文献等

■『最新心理学事典』藤永保（2013年、平凡社）

■『教育評価　第2版』梶田叡一（1999年、有斐閣双書）P. 122－126

■『臨地実習のすすめ方　第5版』宮地緑、細田泰子（2017年、金芳堂）

■『看護学臨地実習ハンドブック』松木光子監修（金芳堂）P. 29－44

■『看護教育学』杉森みど里、舟島なをみ（2017年、医学書院）
P. 283－296

■『大学教育の分野別質保証のための教育課程編成上の参照基準 看護学分野』日本学術会議　健康・生活科学委員会 看護学分科会（2017）

あとがき

　本書を出版する前段階として、約10年前から小児看護学実習に関する研究に取り組んできました。一貫して重視しているのは、学生が既習学習を実践の場で生きた知識に変換し、目の前にいる子どもと家族によりよい看護を実践する能力を育成することです。

　しかし、実習を担当する教員からは、実習環境を整える難しさや学生に対する指導の在り方への迷い等、さまざまな苦労の中で教育に当たっておられる様子がわかりました。このガイドラインでは、できるだけ実践的な内容に仕上がるように工夫しました。

　2020年の1月以降はCOVID-19感染症拡大の中、多くの実習が影響を受けました。この年は、実習の延期や実習形態の変更を余儀なくされた養成学校が多数あり、特に小児看護学実習の施設確保は非常に困難でした。

　理想的な実習が難しくなった時、どのようにすれば小児看護学実習の学びを成立させることができるのか、改めて考える機会となりました。今後いっそう、出生数の減少や小児科および小児病棟の閉鎖等、小児看護学実習の学習環境は変化していくことが予想されます。小児看護学実習での教授活動は、ますます創意工夫を求められる時代になってきました。

　本書がそうした対応を考えるきっかけになれば幸いです。そして、お読みいただいた皆様からご意見等を頂戴できればありがたく存じます。

2022年12月　竹村淳子

著者プロフィール

泊 祐子（とまり ゆうこ）／編著
関西福祉大学大学院　特任教授

小児看護教育方略研究会／著

大西 文子（おおにし ふみこ）　日本赤十字豊田看護大学 特任教授
竹村 淳子（たけむら じゅんこ）　大阪医科薬科大学 教授
岡田 摩理（おかだ まり）　日本赤十字豊田看護大学 教授
西薗 貞子（にしぞの ていこ）　奈良学園大学 教授
倉橋 理香（くらはし りか）　大阪医科薬科大学 助教

イラスト　はれる

小児看護学 実習指導ガイドライン 考える学生を育てるコツ

2023年2月15日　初版第1刷発行

編著者　泊 祐子
著　者　小児看護教育方略研究会
発行者　瓜谷 綱延
発行所　株式会社文芸社
　　　　〒160-0022　東京都新宿区新宿1－10－1
　　　　　　　　　電話　03-5369-3060（代表）
　　　　　　　　　　　　03-5369-2299（販売）

印刷所　株式会社エーヴィスシステムズ